강약중강약

강약중강약

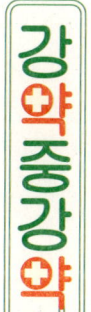

정혜진 글·그림
황세진 글

등장인물 소개

닥터정
조곤조곤하고 고지식한 설명충

'삼십육쩜육도씨 의료생활협동조합'의 연남동 30분 의원에 고용된 월급쟁이 의사이자 방송 '강약중강약'에서는 조곤조곤한 목소리로 나름의 마니아를 확보한 고지식한 '설명충' 콘셉트로 청취자와 만났습니다. 틈만 나면 본인의 업장을 홍보하는 건 덤입니다. (아! 고지식한 건 콘셉트가 아니라 실화입니다!) 원래는 비뇨기과 레지던트였지만, 중간에 나와서 현재는 1차의료에 종사하는 일반의로 일하고 있습니다. 황약사가 닥터정을 유렉시트(유로=비뇨기과+탈출)를 감행한, 무모하고 고지식한 아줌마라고 매일 놀려대지만, 사실 그 탈출의 계기가 된 카페 콘셉트 의원에 합류하게 된 계기를 만들어준 이가 바로 황약사라는 건 안 비밀이죠.

황약사
잡다하게 다재다능한 돌+I

방송 '강약중강약'에서 정제되지 않은 거친 멘트로 어그로를 끌기도 했지만, 동시에 다방면에 관심을 가진 덕후이자 자칭, 타칭 돌+I 약사입니다. 약사라고는 해도 동네약국에서 흔히 볼 수 있는 약사와는 상당히 다른 길을 걸어왔고 현재도 종합병원에서 일하고 있는, 한국에서의 약사직능의 대표성과 거리가 먼 인물입니다. 의사든 약사든 판사, 검사이든 변호사든 자기 분야에서나 전문가이지 다른 분야를 어찌 아느냐고 디스하면서도, 본인은 약학, 수학, 경영학, 통계학 학위를 갖고 있다고 자랑질을 합니다. 하지만, 정작 제대로 써먹은 곳은 그동안 없었습니다. 아마 강약중강약 방송, 브런치, 그리고 이번의 책이 그 첫번째 결실이지 않을까 싶습니다.

이대리
대학민국 대표 약알못

약에 대해 알지도 못하면서 단행본 〈강약중강약〉 편집을 덜컥 맡은 담당편집자. 평소 '아프지 말자' 주의이지만 막상 아플 때 어떻게 해야 하는지는 모릅니다. 고구마처럼 답답한 질문을 쏟아내 원고 완성을 열심히 방해한 끝에 코너 한 귀퉁이를 차지했습니다. 원고에서 얻은 얄팍한 지식으로 주변 사람들에게 열심히 잘난 척하는 중입니다.

차례

등장인물 소개 ___ 5

서방정, 쪼개 먹지 마세요!
제형劑形, 약을 담는 다양한 형태의 그릇 ___ 11

식후 30분이 최선입니까? 확실해요?
복용의 고정관념을 깨자 ___ 20

파스에도 진통제가 들어 있다?
파스도 약이다 ___ 30

따뜻한 파스와 차가운 파스는 어떻게 다른가요?
파스, 제대로 알자 ___ 38

편의점 타이레놀은 비싸다?
오해받고 있는 포장 ___ 44

약국마다 약값이 왜 다를까?
그때그때 다른 약값 ___ 50

약품은 하나인데, 성분은 서너 개!
펜잘, 게보린에도 타이레놀 성분이 있다 ___ 58

약은 어디에 어떻게 버리면 될까?
폐의약품 처리요령 ___ 63

오부라이트를 아십니까?
쓴약을 삼킬 땐, 추억의 테이프 과자 ___ 68

해외에 약을 가지고 나갈 수 있을까?
영문처방전을 챙기자 ___ 72

이 둘이 같은 약이라고요?
같은 약, 다른 이름 ___ 77

어른을 위한 사탕은 없다!
미놀, 스트렙실은 약이다 ___ 84

약이 독해서 식후에 먹으라는 건가요?
독한 약, 중간 약, 약한 약 ___ 90

진통제를 먹다보면 내성이 생길까?
내성 바로알기 ___ 98

독감 백신을 맞았는데 왜 감기에 걸릴까?
예방접종, 알고 맞자 ___ 104

감기 치료제라는 건 세상에 없다?
감기치료제 음모론 ___ 109

타이레놀 콜드에스와 그냥 타이레놀은 뭐가 다를까?
이름보다 성분과 용법으로 기억하자 ___ 115

고혈압약은 최대한 늦게 먹어라?
혈압약 소문의 진상 ___ 121

생리통엔 진통제? 진경제?
답은 복합제다 ___ 128

유산균이 좋다던데요?
프로바이오틱스 이야기 ___ 133

연고, 얼마만큼 발라야 할까?
핑거팁유니트FTU ___ 141

로션, 크림, 연고 뭐가 다를까?
바르는 약의 모든 것 ___ 145

후시딘과 마데카솔 뭐가 더 나을까?
후시딘 VS 마데카솔 ___ 151

약을 물 대신 음료수랑 먹으면 안 될까?
약과 음식의 상호작용 ___ 158

저녁 약을 실수로 아침에 먹는다면?
모든 복용 시간에는 사연이 있다 ___ 165

대마는 마약이 아니라던데 왜 마약사범으로 처벌받을까?
마약 이야기 ___ 171

남자도 자궁경부암 백신을 맞아야 한다?
예방접종의 가성비 ___ 180

반으로 쪼개놓은 알약은 처음부터 절반 용량으로 나오면 안 되나요?
약의 경제논리 ___ 184

전문의약품과 일반의약품은 어떻게 구분할까?
의약품의 복잡한 구분법 ___ 189

약에 대해 약사에게 물어 볼까? 의사에게 물을까?
약은 약사에게 진료는 의사에게 ___ 195

에필로그 ___ 205

팟캐스트 강약중강약 ___ 210

서방정, 쪼개 먹지 마세요!
제형劑形, 약을 담는 다양한 형태의 그릇

닥터정 가끔 환자들이 당의정, 서방정이 무슨 뜻이냐고 물어봐.
황약사 캡슐이나 정제는 익숙한 편인데(연상되는 이미지도 있고), 약 이름 뒤에 생소한 단어가 붙어 있으면 뭘 의미하는지 이해하기 힘들지.
닥터정 같은 약인데 어떤 건 캡슐에 담고, 어떤 건 서방정으로 만드

〈 알약의 다양한 제형 〉

캡슐　　정제　　서방정

는 건지 나도 가끔 헷갈려.

황약사 먹는 약은 정제, 알약이 기본이야. 보관하기에도 편리하고. 하지만 모든 약을 동그랗게 뭉칠 수 있는 게 아니거든. 약 성분에 따라 물리적, 화학적 성질이 다르니까. 그럴 때 젤라틴 껍질에 약을 담는 거지. 그게 바로 캡슐이야. 아! 맛이 쓰거나, 습기를 잘 먹어서 캡슐로 보호하는 경우도 있다!

닥터정 캡슐로 만드는 이유가 그게 전부야? 특수 제형 캡슐도 있잖아. 장용캡슐 같은.

황약사 일종의 약 만드는 '기술'인 거지. 그 기술의 종류가 여러 가지이고. 이를 테면 위산 분비를 억제해 속 쓰림을 치료하는 위장약이 있어. 그런데 그 성분은 정작 위산에 닿으면 못 쓰게 되는 난감한 경우가 있거든? (오메프라졸 같은 약이 그래.) 그럴 때는 아예 위산 방지 코팅을 한 캡슐에 약을 넣는 거야.

닥터정 그러면 위에서 녹지 않고 소장까지 간 다음 녹아 혈액으로 퍼진다는 거지?

황약사 일종의 보호막이라고 생각하면 편할 거야.

단순 포장인 경우도 있지만 약을 특정부위까지 손상없이 전달하기 위한 목적이 있기도 함

위산에 취약한 성분 또는 정제로 만들기 어려운 성분

강약중강약

닥터정 그래, 특수 캡슐 이야기는 잘 들었어. 그런데 서방정은 뭐냐니까?

황약사 아! 원래 질문이 그거였나? 서방정이란, 서서히 방출된다는 뜻이야. 약 중에 즉시 작용이 시작되어서 오래 못 가는 약이 있는데, 이걸 오래가게 만들고 싶은 거야. 하루에 세 번 먹을 걸 두 번이나 한 번만 먹게 만들면 좀더 환자에게 편리하잖아. 해당 약의 마케팅 포인트도 되고, 여러 이유가 있어. 타이레놀을 예로 들자면 그냥 타이레놀이 있고, 타이레놀 ER이 있어.(2알씩 먹는다고 ER이 아님!)

닥터정 아재개그!

황약사 아무튼…… 500mg짜리는 물에 녹이면 한 방에 녹지만, ER

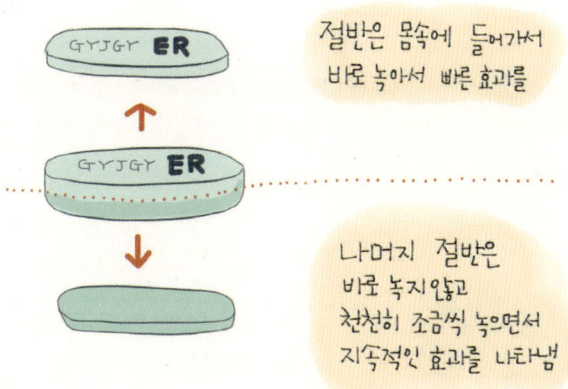

✓ 주의: 제약회사마다 서방정을 만드는 기술이 달라서 효과는 같아도 작동원리는 다를 수 있음.

서방정, 쪼개 먹지 마세요!

서방정은 반은 빨리 녹고, 반은 그대로 남아 있어.

닥터정   그 정도는 나도 알아! 500mg짜리 1알 먹으면 바로 효과가 나고 바로 떨어지지만, 서방정을 먹으면 반은 빨리, 반은 천천히 지속되어서 약효가 오래가잖아!

황약사   650mg짜리 서방정을 2알 먹으면 각 알의 절반씩은 바로 효과가 나고, 나머지 절반은 8시간에 걸쳐 천천히 효과가 나기 때문에 즉각적인 효과와 지속적인 효과를 같이 볼 수 있지. 급성 통증이냐 만성 통증이냐에 따라 제형을 달리한 기술인 것!

닥터정   그런데 캡슐을 못 삼킨다고 까서 먹거나, 알약을 쪼개어 혹은 갈아서 먹는 사람들도 꽤 많아. 그러면 효과가 안 나는 거 아냐?

황약사   물론! 처음에 언급한 것처럼 위산에 닿으면 안 되는 약은 못

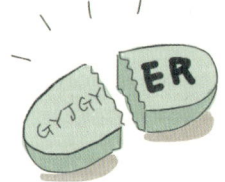

서방정을 반으로 쪼개면 천천히 방출되도록 설계된 제형이 무너지게 되어서 약이 설계된대로 흡수되지 않아요.

약의 흡수속도나 지속시간 등도 예측하기 어려워진답니다.

쓰게 돼. 서방정이나 장용캡슐은 여러 가지 상황을 고려한 장치인데 그걸 쪼개거나 갈면 장치가 망가지지. 그냥 알약, 가루약을 비싸게 산 셈이야.

닥터정   모든 약이 다 쪼개 먹으면 안 되는 건 아니고, 경우에 따라 쪼개 먹거나 1/2정만 처방하는 경우도 있어. 하지만 약 이름 뒤에 캡슐이나 정 말고 더 긴 낯선 말이 붙어 있다면 의사나 약사한테 확인해보고, 웬만하면 제형은 건드리지 않고 그대로 먹는 게 좋다는 거지.

황약사   제형이라는 게 예뻐 보이는 걸 목적으로 한 게 아니라, 약효랑 관련이 있단 말이지. 성분마다, 쓰는 목적마다 제형을 달리하는 것이니까. 괜히 혼자 생각에 알아서 먹었다간 낭패를 볼 수도 있으니 주의!

🔊 **관련방송 시즌1** 에피소드4. 약을 쪼개서 반만 먹어도 될까?

서방정, 쪼개 먹지 마세요!

🔎 황약사 노트

○ **당의정, 서방정, 캡슐 등 약 이름 뒤에 붙는 말은 약의 제형을 의미해요.**

- 제형이라는 것은 약을 담은 그릇이라고 생각하십시오. 보통 약에 대해 하얗고 동그란 약, 주황색 캡슐 등 모양으로 많이 묘사하지만, 제형은 모양과 형태 이상의 의미를 가지고 있습니다.

- 흔히 들어 알고 있는 아스피린, 타이레놀 등 유명한 약의 풀네임을 살펴보세요(포털사이트 의약품 사전 등을 이용). 평소에 생각하지 못했던 많은 정보들을 알 수 있습니다. 예를 들어 흔히 해열제로 사 먹는 타이레놀의 경

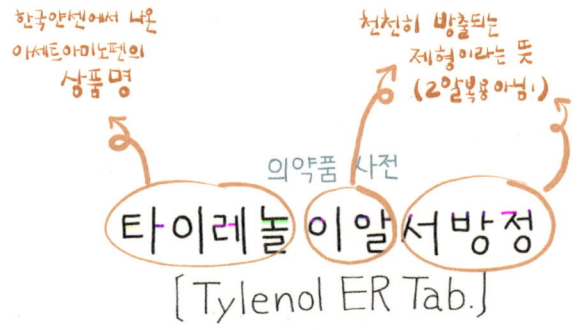

우, 허가받은 원래의 이름은 타이레놀정 500mg, 타이레놀이알서방정 325mg/650mg처럼 긴 단어들로 이루어져 있습니다. '타이레놀이알서방정 325mg'이라는 이름을 한번 분석해보겠습니다. 타이레놀은 한국얀센이라는 제약회사의 고유 상품명이고, 성분의 고유한 명칭은 아세트아미노펜(혹은 파라세타몰)입니다. 이알ER은 Extended Release 즉 방출 시간이 연장되어 있다는 의미입니다. 이것이 서방정, 서서히 방출되는 정제라는 뜻입니다. ER, SR, XR 등등의 말은 회사마다 갖고 있는 고유한 제형 기술을 별칭으로 붙인 것일 뿐입니다. 소비자들이 "타이레놀 주세요" 했을 때, 실제로 받게 되는 타이레놀이알서방정 650mg은 '한국얀센에서 만든 고유 브랜드 타이레놀을 서서히 방출되도록 특수 처리한 650mg의 함량을 가진 알약'이라는 복잡한 의미가 됩니다.

○ **각 제형은 목적에 맞게 설계되었으니 쪼개거나 부수어서 먹으면 안 돼요.**

• 제형의 목적은 각양각색이지만, 크게 나누면 효과에 영향을 주는 약 VS 먹기 좋게 만들어둔 약으로 구분 지을 수 있습니다. 학술적인 의미보다는 실제 사용하는 입장에서 보면 그렇습니다.

• 효과에 영향을 주는 제형의 이름에는 서방정/지속정/서방캡슐/장용정/장용캡슐이 있고, 먹기 좋게 만들어둔 제형에는 당의정/필름코팅정/츄정/속붕정이 있습니다.

• 효과에 영향을 주는 제형은 목적에 맞게 약효를 조절하는 특수 장치가 되어 있습니다. 그런데 갈아서 가루로 만들거나, 물로 삼키지 않고 씹거나 부숴 먹으면 약효를 조절하는 특수 장치가 파괴되어버립니다. 서서히 혹은

지속적으로 방출되도록 장치해놓았는데, 이를 파괴하면 오랜 시간에 걸쳐 약이 조금씩 혈액으로 들어가는 대신 한 번에 확 들어갑니다. 이런 경우 원하는 약효를 못 얻거나 원치 않은 작용으로 인해 위험할 수도 있습니다.

- 장용정, 장용캡슐의 경우 약이 위산에 닿으면 약효가 약 성분 물질이 불활성화(파괴)돼버리기 때문에, 소장까지 안전하게 갈 수 있게 코팅한 약입니다. 이 코팅을 없애면 약효가 줄거나 없어지게 됩니다. 유산균 정장제라든가, 둘코락스 같은 변비약이 대표적입니다.

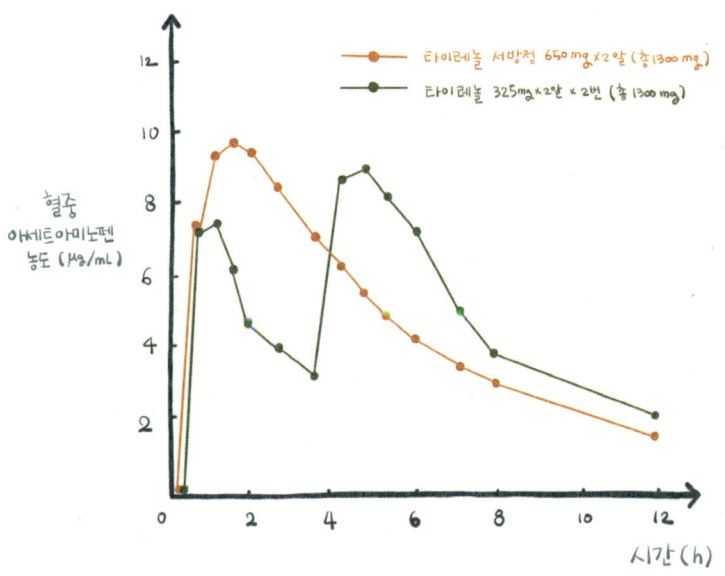

✓ 타이레놀 서방정이 일반 제형에 비해 약효가 진행하는 지속시간이 더 길다.

- 먹기 좋게 만들어둔 약의 대표적인 경우로 당의정이라는 것이 있는데, 당의糖衣라는 말은 sugarcoating, 쉽게 말해 설탕을 발라 (먹기 좋게) 코팅했다는 이야기입니다. 몸에 좋은 약은 입에 쓰다지만, 실제로 약이 너무 써서 토하는 사람도 많기 때문에 만든 것입니다. 정로환 당의정이나 부스코판 당의정 등이 유명합니다.
- 츄정이나 속붕정은 씹어 먹는 약, 입안에서 사르르 녹는 약이라고 생각하면 되는데, 씹어 먹지 않거나 그냥 삼킨다고 해서 약효가 크게 달라지지는 않습니다. 츄정이나 속붕정을 그냥 일반 정제와 묶음으로 포장해서 조제, 투약하는 경우도 많은데, 굳이 이런 약을 별도로 씹거나 녹여 먹을 필요는 없습니다. 단독으로 복용할 때 먹기 편하라고 만든 제형이지만, 기본 서너 가지씩 복합처방을 많이 하는 한국의 현실과는 잘 맞지 않는 제형이라고 볼 수도 있겠습니다.

○ **알약을 못 먹겠다면 의사나 약사와 상의해 적절한 제형을 처방받으세요.**
- 특수한 제형이 문제가 되는 경우는 어린이나 노인, 혹은 알약을 삼키는 것을 곤란해 하는 일부 환자들이 있기 때문입니다. 이런 경우 갈아서 가루로 만들어달라고 하는 경우가 많습니다. 하지만 경우에 따라 약효가 달라질 수 있기 때문에 제형을 변경하는 문제는 처방받을 때 의사와 미리 이야기하든가, 아니면 조제받을 때 약사와 상의하십시오. 약사가 의사와 상의하여 결정할 것입니다.

식후 30분이 최선입니까? 확실해요?
복용의 고정관념을 깨자

황약사   약국에서 약사들이 제일 많이 하는 말이 뭔지 알아?

닥터정   글쎄? '무엇을 도와드릴까요?'

황약사   땡! '식후 30분에 드세요'라고 해.

닥터정   그러네. 나도 그렇게 처방하는 경우가 많아. 환자들도 '식후 30분 복용' 처방이 많다보니, 모든 약을 꼭 식후에 복용해야 하는 줄 알더라고. 식전에 복용하거나 식사 여부와 전혀 관계 없이 시간 간격에 따라 복용하는 경우도 많은데.

황약사   밥 먹고 복용해야 속이 쓰리지 않는다는 거지. 평소에 거르던 끼니도 약 때문에 챙겨 먹는 사람이 많더군. 꼭 밥까지 먹을 필요 없이 간단한 스낵으로도 되는데 말이야. 네 말대로 식사랑 상관없는 약도

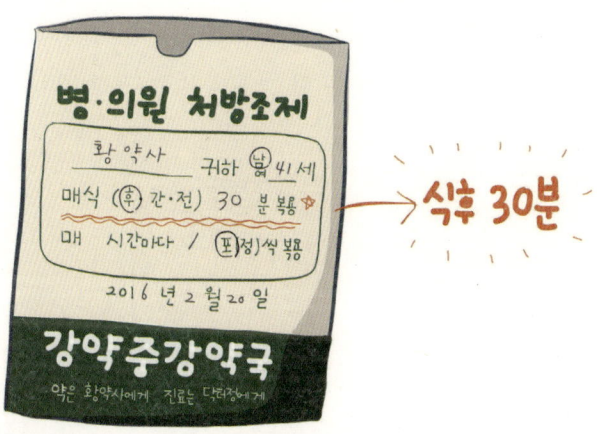

많지. 그런데 일일이 설명해도 그냥 알아서 밥 먹고 약 먹는 걸 칼같이 지키더라.

닥터정 동네 의원에서는 해열진통제랑 항생제를 많이 쓰잖아. 진통제가 다 그런 건 아니지만 위장을 자극하는 약들이 굉장히 많고, 항생제도 설사를 일으키는 경우가 많으니 위장 장애 부작용을 줄이기 위해서 식후 복용 처방을 많이 하지.

황약사 진통제 하나, 항생제 하나 이렇게 처방하는 경우는 없다시피 하니까. 그런데 이것도 설명하기엔 꽤 골치 아픈 문제야.

닥터정 그렇지. 진통제, 항생제 말고도 증상에 맞춰 몇 가지 다른 약을 같이 처방하게 될 때 문제지. 추가한 약들은 부작용이 별로 없어 식사 여부에 상관없이 먹어도 괜찮지만, 같이 포장되어 있는 항생제나 진통제가 문제가 될 수 있으니 식후에 복용하세요! 하고 처방할 수밖에 없잖아? 이러니 그냥 약은 다 식후에 먹는 거란 인식이 퍼져버린 것 같아.

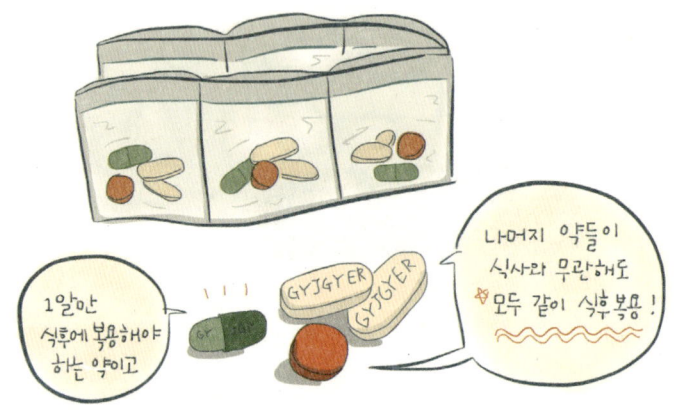

황약사 식후 30분에 복용하라는 게 위장 장애 부작용 때문만은 아니야. 약의 작용 시간을 고려했을 때 하루 3번 먹게 만들어놓은 거지. 보통 식사는 하루 3번 규칙적으로 하니까 약도 거기에 맞춰서 규칙적으로 챙겨 복용하라는 의미야. 포인트는 '3번'인데, '30분'을 칼같이 지키려고 알람까지 맞추는 사람들도 있더라고. 그렇게까지 할 필요는 없는데…….

닥터정 식사 직후에는 위에 음식물도 많고 위산 분비도 활발하니 약효가 줄어들 거 같고, 1시간이 지나면 공복 상태가 되니 위장 장애를 줄인다는 의미가 없어지고, 그 중간이 30분! 그래, 이걸로 하자! 대충 정한 게 아닐까 싶어.

황약사 식후 30분에 먹는 약만 있는 것도 아니고 말이야. 빈속에, 자기 전에, 식사와 식사 사이에, 식사 여부에 관계 없이 8시간 간격으로, 12시간 간격으로 복용하세요 등등, 각 처방은 성분, 효과, 부작용, 복약지시이행도 등을 종합적으로 고려한 것이거늘…….

닥터정 그 말은 맞아. 그런데 여러 가지 약을 처방할 때 각 약에 맞는 방법을 전부 말할 수는 없잖아? 이건 식후 30분에, 이건 빈속에, 이건 8시간 간격으로 드세요. 이러면 약을 하루에 6번, 9번씩 먹어야 돼 버리잖아! 가뜩이나 약 먹기 힘들어 하는 분들이 많은데. 그냥 한 번에 먹으면 안 되나요? 하고 물어본단 말이지.

황약사 크게 문제되지 않으면 그럴 수 있지만, 절대 그러면 안 되는 약들도 있어. 약효가 없어진다거나, 부작용이 빈번하다는 이유로 말이야. 의사들이 처방하는 의의와 주의사항을 체크해주기는 하지만, 약국에서도 설명을 충분히 들어야 해. 서로 바쁘다고 그냥 은근슬쩍 넘어가는 경우가 많아. "이거 두 개 같이 먹어도 돼요?" "식전에 먹는 걸 깜빡했는데 식후에 먹어도 되나요?" "점심 약을 못 먹었는데 저녁에 2포 한꺼번에 먹는 건가요?" 이런 식으로 자세한 상황에 대해 질문하면 좀 더 자신의 상황에 맞는 설명을 들을 수 있지.

닥터정 진료하다 보면 바빠서 복용법까지는 일일이 설명 못할 때가 많을 거야. 물론 나처럼 환자 한 명당 15분, 30분씩 잡아놓고 봐도 약에 대한 설명을 충분히 못 하는 경우도 있으니까.

황약사 약을 식후에 먹으라고 하는 마법의 주문은 사람들이 속 쓰린 건 독한 약이라는 생각이 만들었을 수도 있고, 반대로 식후에 먹으라고 했기 때문에 만들어진 선입견일 수도 있지. 물론 위장 장애가 우려되어서 식후에 먹으라고 하거나 효과 때문에 식전이나 식간에 복용하라고 하는 경우도 있지만 의외로 공복에 먹어도 되는 약이 많거든. 애초에 최고의 효과를 보려면 음식물 방해 없는 공복이 최적이기도 하고 말이야.

닥터정 약을 처방해드리면서 이 약들은 공복에 드셔도 괜찮다고 말하면 환자들이 그래도 되냐고 되묻는 경우가 많아. 속 버리는 거 아니냐고.

황약사 밥은 꼬박꼬박 챙기니까 약도 거기 맞춰 잘 챙겨먹으라는 의도였는데, 이상하게 와전되었단 말이지.

닥터성 요새 사람들은 워낙 바쁘게 살기도 하고 깨어 있는 시간대도 들쑥날쑥하잖아. 밥을 규칙적으로 못 챙겨먹는 사람들이 많다보니 식후에 드세요 하면 오히려 약을 다 못 드시고 오는 분들이 많거든. 약을 규칙적으로 복용하게 하려는 의도로 식후에 드시라고 하는 것도 이젠 안 통할 것 같아.

🔊 **관련방송 시즌2** 에피소드2. 약은 왜 식후 30분에 먹어야 하나요?

황약사 노트

○ **'식후 30분에 복용'이 갖는 의미는 생각보다 크지 않아요.**

- 약품 설명서에는 각 약품마다 복용법이 자세히 적혀 있지만, 대부분의 경우 "식후 30분에 복용하세요"라는 복용법으로 허가받은 경우는 드뭅니다.
- '하루 세 번, 식후 30분에 복용하세요'라는 문구에서 가장 중요한 지시사항은 '세 번'입니다.

그럼에도 불구하고 많은 환자들이 '식후'라는 문구를 강조하여 기억해서, 하루 세 번 밥을 먹고 약을 먹어야 한다는 고정관념을 갖게 됩니다. 평소 두 끼만 먹던 사람도 굳이 약 먹기 전에 밥이나 대용식을 먹어야 한다고

애드빌정 (Advil Tab)

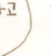

용법에 식후에 먹으라고 써 있는 약은 드물걸?

용법용량

1. 류마티양 관절염, 골관절염, 강직성 척추염, 연조직손상, 비관절류마티스질환, 급성통풍, 건선성관절염: 성인 이부프로펜으로서 1회 200mg ~ 600mg 1일 3~4회 경구투여한다. 1일 최고 3200mg 까지 투여할 수 있다.
2. 연소성류마티양 관절염: 1일 체중 kg당 30~40mg 을 3~4회 환불투여한다.
3. 경도 및 중등도의 동통, 감기: 성인 1회 200~600mg 을 1일 3~4회 경구투여한다.
4. 어린이는 다음 1회체량을 1일 3~4 회 경구투여한다.

체중이 30kg 미만인 어린이는 1일량이 500mg (25mL) 을 초과해서는 안되며 공복시 투여는 피하는 것이 바람직하다.

어린이 1회용량
11~14세: 200 ~ 250mg (10~13mL)
7~10세: 150 ~ 200mg (8~10mL)
3~6세: 100 ~ 150mg (5~8mL)
1~2세: 50 ~ 100mg (3~5mL)

← 이 부분 말고는 식후에 먹으라는 안내는 없다.

✓ 식후 복용으로 지시하는 애드빌정의 실제 복용법

생각하는 경우가 많습니다('30분'을 중요하게 생각하는 사람은 밥숟가락을 놓자마자 시간을 확인하는 경우도 많습니다).

- 본문에도 나와 있듯 '하루 세 번 식후 30분' 복용법은 1차 의료기관인 동네 의원에서 자주 쓰는 진통제, 항생제 등이 모두 소화기관 부작용(오심惡心, 구토, 설사)를 자주 일으키기 때문에, 공복 복용시 부작용이 더 클 수 있어 '식후'라고 지시한 것입니다. 그런데 식사 직후에는 약효가 줄어들 수 있고, 1시간이 지나면 다시 공복이 되니 적당한 간격이 30분이라고 대충 정한 것입니다.
- 복약 지도나 상담 등의 기능이 별로 강조되지 않았던 지난 세기(의약분업 이전), 약을 건네주면서 최대한 간략하게 지시한 것이 인습으로 굳어져 현재는 아무도 그 의미를 의심하지 않고 불문율처럼 지키는 상황이 된 것으로 저는 생각합니다.

○ **약의 성분과 효과, 부작용에 따라 복용 방법이 모두 달라집니다.**

- 경우에 따라서는 식후 혹은 식후 30분에 복용할 경우 문제가 생기는 약도 있습니다.
- 당뇨약으로 많이 쓰는 아마릴(글리메피리드 성분)이라는 약의 경우 반드시 식사 전에 복용해야 하며, 약을 복용한 후에 식사해야만 합니다.
    - ∨ 당뇨약은 주로 중장년층, 노년층이 복용하는 경우가 많은데, 이미 '식후 30분 복용'이라는 불문율이 인습처럼 굳어져 있어서 습관처럼 식후에 복용하다가 혈당 조절에 문제가 생길 수도 있습니다.
    - ∨ 원칙적으로는 반드시 식사 전에 복용하라고 교육해야 하지만, 이미 굳어진

습관을 고치는 것은 쉽지 않습니다. 그런 문제가 있음에도 식후에 먹는 약과 묶어서 포장하는 경우도 있습니다.

- 아이들 설사에 자주 쓰는 스멕타 현탁액이라는 약의 경우 설명서의 내용을 주의 깊게 읽지 않으면 약물치료에 차질이 생깁니다.
  - ∨ 설명서만 읽어보면 식도염에는 식후에, 식도염이 아니라면 즉 이 약의 일반적인 용도인 설사라면 식간(식사와 식사 중간, 보통 식후 2시간으로 표기)에 복용하면 되겠구나 생각할 수 있습니다.

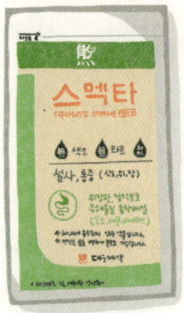

아마릴정 2mg
(글리메피리드 2mg)

스멕타현탁액 20mL
(디옥타헤드랄스멕타이트 3g)

식후 30분이 최선입니까? 확실해요?

∨ 스멕타라는 약의 작용원리는 설사를 일으키는 나쁜 물질에 들러붙어서 몸 밖으로 빼내 설사를 치료하는 것입니다.

∨ 실제 이 약은 단독으로 쓰기보다는 다른 약제와 같이 처방하는 경우가 많은데, 설사의 원인이 되는 나쁜 물질뿐 아니라 같이 복용하는 다른 약에도 들러붙어 무효화시킬 수 있습니다.

∨ 따라서 복용법을 설명할 때 식후 30분이나 식후 2시간이 아니라고만 할 것이 아니라 "다른 약과 1시간 정도 간격을 두고"라는 별도의 지시를 해야 합니다. 당연히 그 이유도 자세히 설명해주어야 하지만, 이런 설명법을 정부나 의사회, 약사회 차원에서 통일한 권고안은 없고, 각각 전문가에 따라 다르게 실무를 수행하는 문제가 있습니다.

• 약의 복용법은 약효, 부작용, 주의사항 등을 종합적으로 고려하여 평소 습관처럼 굳어진 '식후 30분'이 아닌 '식전' '식사와 식사 사이' '다른 약과 간격을 두고' 등으로 하는 것입니다. 의사·약사가 이런 복용법을 설명할 경우 더 주의 깊게 들어둘 필요가 있습니다.

○ **복용 방법이 이해될 때까지 약사에게 설명을 들으세요.**

• 대부분의 경우 약품 사용법의 설명은 조제하는 약국에서 이뤄집니다. 하지만 법에는 단방향으로 지시하는 '복약지도'를 구두 혹은 서면으로 하면 된다라고만 되어 있지, 환자의 복약이행도를 보장할 수 있도록 양방향 의사소통을 통해 교육 및 상담을 수행하라고 되어 있지는 않습니다. 또한 추가적인 교육이나 상담에 대한 추가요금도 책정할 수 없도록 되어 있습니다.

• 아이러니한 현실이지만, "식후 30분에 복용하세요"라는 단 한마디를 하

든 "이 약의 작용 원리는 이렇고, 이런 부작용이나 주의사항 때문에 반드시 이렇게 복용하셔야 합니다"라고 길게 설명을 하든, 설명을 이해했나 확인하고 실제 이행하고 있나 전화나 문자 등을 통해 추후에 확인하든 복약지도료는 동일합니다.

- 그런 비현실적인 이유로 인해 의원의 3분 진료처럼 약국의 "식후 30분에 복용하세요" 한마디 복약지도도 비난을 받는 경우가 많지만, 현실적, 경제적인 문제로 인해 유야무야 넘어가고 있는 상황입니다.
- 그럼에도 불구하고 환자 입장에서는 본인이 이해할 수 있을 때까지 약사에게 복용법이나 주의사항을 물어서 답변받을 권리가 있습니다. 다만 약국이 너무 바쁠 때는 조금 양해해주셨으면 하는 바람입니다. 설명서 출력물을 받은 후 나중에 약국에 전화를 통해 물어보는 방법도 있습니다.

파스에도 진통제가 들어 있다?
파스도 약이다

닥터정 일반적으로 파스라고 하면 근육이나 관절 통증이 있을 때 찜질이나 진통鎭痛 목적으로 붙이는 것으로 생각하지. 파스도 알약, 연고, 시럽, 안약처럼 약물을 전달하는 제형의 하나일 뿐인데도 말이야.

황약사 그렇지. 파스라는 건 전문용어로 말하자면 약을 먹을 때 간에서 생기는 대사 과정을 피하려고 하는 노력의 일환이야. 진통제뿐 아니라 다양한 성분의 파스가 있어. 물론 진통이나 찜질 목적의 파스를 제일 많이 접하지. 호르몬 파스도 있고, 마약성 진통제 파스, 기관지 확장제 파스, 치매 환자용 파스 등등 생각보다 종류가 다양하다고. 그런데 이런 건 중환자나 특정 질환자들이 처방받아 쓰는 파스니까, 보통의 소비자들은 파스라고 하면 찜질 파스를 떠올리지.

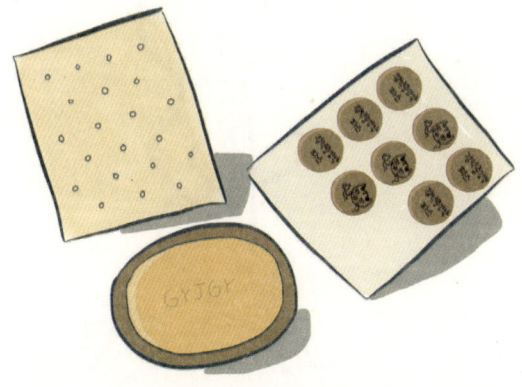

〈다양한 종류의 파스들〉

닥터정 일반적으로 찜질 파스라고 알고 있는 것들도 종류가 다양하잖아? 따뜻한 찜질인지 차가운 찜질인지로 나뉘는 것도 있지만, 진통제 성분이 들어 있다는 것을 아는 사람은 별로 없는 것 같아.

황약사 파스에는 찜질을 위한 성분도 들어 있지만 진통소염 성분도 들어 있어. 약물은 파스를 붙인 자리의 피부를 통해 흡수되지.

닥터정 여기서 조심할 점은 흡수된 약물이 그 근처에서만 머물 거라고 생각하면 안 된다는 점 아닐까? 흡수된 약물은 그 근처에서 작용하는 것은 물론, 혈관을 통해 흡수되어 전신을 돌게 되니까. 간혹 아픈 부위가 넓다고 파스를 여러 장 붙이는 분들이 있는데, 파스를 여러 장 붙이면 흡수되는 약물은 더 늘어난다는 것을 생각해야 해.

파스에도 진통제가 들어 있다?

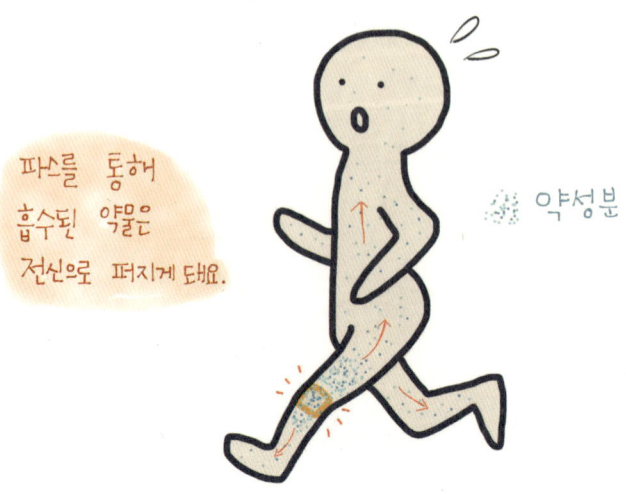

황약사 병원에서 진통제를 처방받은 후에도 약국에서 파스를 사다가 더 붙이는 어르신들도 있어. 흡수되는 진통제의 양이 너무 많아지면 간이나 신장에 무리를 줄 수 있는데 말야. 특히 관절염에 많이 붙이는 파스(케토톱이나 트라스트 같은)는 찜질 기능보다는 약물 전달 목적이 커. 관절염약을 먹으면서 파스까지 같이 사용하는 건 의사나 약사와 꼭 상의해야 해.

닥터정 통증 부위가 넓을 때는 파스를 여러 장 붙이기보다는 먹는 진통제가 훨씬 효과적이고 안전할 수 있지. 파스가 단순히 피부 근처에만 작용하는 게 아니라 약 성분이 전신으로 흡수된다는 점을 꼭 명심해야 해.

황약사 파스를 구입할 땐 어디에 붙일지, 어떻게 아픈지, 복용중인 약이 있는지 약사에게 상담하면 참고해서 알맞은 파스를 권해줄 거야.

🔊 **관련방송 시즌1** 에피소드6. 파스, 제대로 알고 붙이십니까?

💊 황약사 노트

○ **파스에는 찜질을 위한 성분뿐만 아니라 실제 약이 들어 있습니다.**
 • 환자분들은 흔히 파스라고 부르지만 원래는 '경피 흡수 약물 전달 체계' 라는 어려운 이름을 갖고 있습니다. 약을 전달하는 제형, 그릇의 일종입니다. 케토톱 파스의 주성분인 케토프로펜이라는 소염진통제로 파스는 물론 먹는 약, 바르는 약, 주사제, 좌약 등을 만듭니다.
 • 진통제 성분이 아닌 다른 성분을 함유하는 파스도 있으니 함부로 사용하

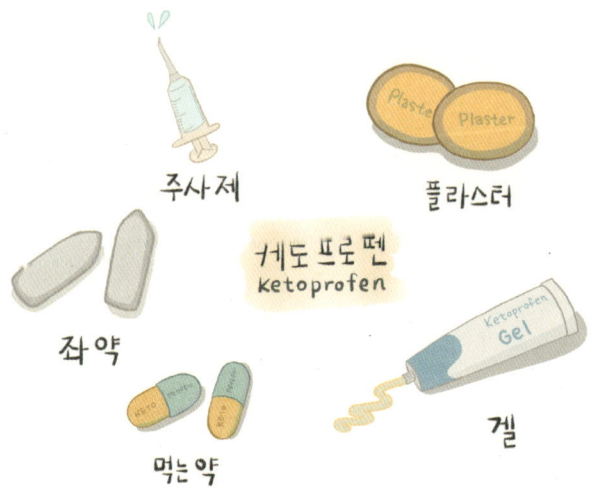

✓ 케토프로펜 성분을 함유한 여러 제형의 약품들

지 않도록 합니다. 황약사가 병원 근무하던 시절에 어느 할아버지가 며느리가 붙이던 파스를 붙였는데 효과가 없다고 하는 전화를 받은 적이 있습니다. 알고 보니, 지금은 판매하지 않는 '이브라 패치'라는 피임약이었습니다. 이런 해프닝이 일어날 수 있으니 반드시 성분을 확인하고 붙이십시오.

진통제 성분의 파스만 있는게 아니에요!

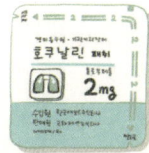
기관지 확장제

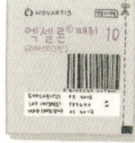
알츠하이머 치매에 사용

※ 붙여놓으면 피부를 통해 천천히 흡수 → 혈관으로 이동 → 뇌, 기관지 등 타깃으로 이동

∨ 기관지 확장제로 어른은 물론 아이들에게 처방하는 호쿠날린 패취, 알츠하이머성 치매에 사용하는 엑셀론 패취는 동전파스처럼 생겼지만 진통제가 아닌 전혀 다른 성분의 의약품.

○ **파스를 통해 흡수된 약물은 파스를 붙인 부위뿐만 아니라 혈관을 통해 흡수되어 전신에 작용합니다.**
  • 먹는 약이 아닌 외용제는 적용 부위에만 작용하도록 만드는 경우가 많지만, 파스(플라스터, 패치, 카타플라스마)에 사용하는 경피 흡수 약물 전달 시스템

은 원래 먹는 약을 대체할 목적으로 개발한 것입니다. 즉, 먹는 약처럼 전신 작용을 하도록 고안한 것입니다.

- ∨ 설명하자면 먹는 약이 간에서 대사되는(간에 부담 주는) 작용을 피하기 위한 약물전달 시스템 개량이지만, 너무 전문적으로 들어가면 이해하기가 어려울 것입니다. 안 먹어도 먹은 것 같은 효과를 낼 수 있도록 한 것이다 하고 이해하시면 됩니다.
- ∨ 아픈 곳이 여러 군데일 때, 예를 들어 허리가 아프고 무릎이 아프다고 해서 파스를 허리에 하나 무릎에 하나 붙이는 경우가 있습니다. 그런데 먹는 약일 경우 한 알 먹으라고 처방받은 약을 두 알, 세 알씩 먹는 경우는 드물 것입니다. 파스도 같은 개념으로 생각하시면 됩니다.
- ∨ 파스로 유명한 제약사에서 연구원으로 일한 경험이 있는 지인의 말에 의하면, 약 성분이 파스를 붙인 부위 근처에 높은 농도로 축적되어 작용한다는 연구 결과도 있었다고 합니다. 즉 지금 현재 가장 아픈 곳에 찜질 효과와 국소 진통 효과를 위해 부착하되, 여러 군데에 붙이는 것은 약물 과량 복용에 해당한다는 점을 주지하십시오.

○ **파스를 구입할 때엔 복용중인 약이 있는지 꼭 얘기하고 구입하세요.**
- 진통제 성분을 포함하는 파스는 먹는 약에 준하여 사용해야 한다고 이미 말씀드린 바 있습니다. 먹는 진통제와 병용하면 과다 복용한 것이 되어 진통 효과는 더 보지 못하면서, 진통제의 소화기계 부작용(오심, 구역, 구토 등)이나 더 강한 부작용이 배가될 수 있습니다.
- 약국에서 일반의약품 진통제 파스를 구입하더라도 현재 복용하고 있는

다른 약이 있다면 먼저 이야기해서 위험을 피하는 것이 좋습니다.

• 작은 도시의 어느 종합병원에서 일하던 시절, 입원 환자가 병원 문앞 약국에 파스를 사러 내려오는 경우가 가끔 있었습니다. 주치의가 모르는 약품을 환자가 임의로 투약하면 안 된다, 파스도 엄연한 전신 작용 의약품이다 하고 말씀드려 보낸 적이 있습니다. 환자들에게 까칠한 젊은 약사라고 입소문이 나기는 했습니다.

☑ **약알못 이대리의 이것이 궁금해요!**

이대리 선생님, 문득 파스는 왜 파스인지 궁금하네요. 사전 검색에서는 독일어 pasta라고 나오는데.

황약사 그거 저희 방송(팟캐스트 강약중강약)에서 다룬 적 있어요! 영어로는 plaster인데…… 아마 독일어 파스타를 일본식으로 읽어서 '파스'가 된 거 같습니다.

이대리 그렇구나. 그럼 외국 가서 파스 달라고 하면 안 되겠네요…….

황약사 진통제 파스류는 거의 한국과 일본에만 있어요. 미국이나 캐나다에 가면 찜질용 핫팩 비슷한 것만 있습니다.

이대리 역시 사람은 모르면 궁금해하기라도 하면서 살아야……T.T

따뜻한 파스와 차가운 파스는
어떻게 다른가요?

파스, 제대로 알자

닥터정 얼마 전에 일본 여행을 다녀왔는데, 같이 간 사람들이 다들 동전 모양 파스를 하나씩 사더라고.

황약사 응. 그거 꽤 유명해. 니치반日絆 제약에서 나온 건데 어르신들 사이에서도 효과 좋은 일제 파스로 알려져 있어.

닥터정 궁금해서 하나 얻어서 붙여봤는데 어휴…… 어찌나 화끈거리던지.

황약사 그거 뜨거운 찜질 파스잖아. 화끈거리는 게 당연하지.

닥터정 사실 파스는 처방할 일도 없고 내가 붙일 일도 없다 보니 관심이 없었는데 생각보다 종류가 엄청 많더라. 환자들이 가끔 이럴 때 어떤 파스를 붙여야 하냐고 물어보면 원론적인 대답은 해주는데, 구체적인 파스의 종류를 물어보면 나조차도 막막할 때가 있어.

황약사 크게 나누면 찜질 목적의 파스와 약물 흡수 목적의 파스로 나눌 수 있겠지. 물론 찜질 파스에도 약 성분이 들어 있기는 하지만 그게 메인은 아니고.

닥터정 찜질 목적의 파스도 차가운 게 있고 따뜻한 게 있잖아.

황약사 그거야 뭐, 배운 대로 다친 지 얼마 안 된 급성 통증에는 차가운 파스, 만성적으로 지속되는 통증에는 따뜻한 파스를 붙이면 거의 틀리지 않지.

닥터정 다친 직후에 그 부위가 뜨끈하고 부어 있을 때엔 염증이 진행되는 건데 거기에 따뜻한 파스를 붙이면 불난 데 부채질하는 거나 다름없어.

황약사 다치고 나서 48시간 이내에는 차가운 파스도 좋지만 실제로 냉찜질해주는 게 훨씬 효과적이야. 냉찜질을 할 수 없는 상황에서 차선책으로 차가운 찜질 파스를 쓸 수 있겠지.

닥터정 관절염 파스라고 나와 있는 것들은 붙여도 차갑거나 따뜻한 느낌이 없잖아?

황약사 응. 그런 건 찜질이 목적이 아니라 약물 전달이 목적이니까. 소염진통제가 들어 있어서 피부를 통해 약이 천천히 흡수되도록 설계한 거야. 물론 찜질 목적의 파스에도 소염진통제 성분이 약간 들어 있지만 관절염 파스들에 비하면 매우 소량이지.

닥터정 관절염에 붙이는 파스도 그렇고 처방하는 약 중에 기관지 확장제나 마약성 진통제 같은 약들도 파스 형태로 있는데 그런 건 패치라고 부르잖아. 파스랑 패치는 다른 건가?

황약사 패치는 서방정처럼 특정 시간에 걸쳐서 약이 천천히 나오게 설계되어 있는 거야. 서방정을 쪼개서 먹으면 안 되는 것처럼 패치도 잘라서 붙이면 안 돼. 처방받은 패치라면 사용량과 사용시간을 지키지 않으면 용량이 초과되거나 모자라게 되니까 주의해야지.

🔊 **관련방송 시즌1** 에피소드6. 파스, 제대로 알고 붙이십니까?

🔴 황약사 노트

○ **파스라고 다 같은 파스가 아닙니다.**
- 파스는 제형, 약을 전달하는 그릇의 명칭이지 그 내용물을 지칭하지는 않습니다. 하지만 근골격계 통증에 쓰는 게 일반적이다 보니 '바르는 파스' '뿌리는 파스'라고 부르는 것들도 있습니다.
- 파스라고 뭉뚱그려 부르지만 제형에 따라 플라스터, 패치, 카타플라스마 등으로 구분할 수 있습니다.
  ∨ 플라스터는 밴드에 약을 발라 놓은 것과 비슷하지만, 실제로는 약이 전신에 작용할 수 있게 피부를 통해 천천히 흘러들도록 만들어놓은 것입니다.
- 패치는 서방정과 기본 원리가 비슷합니다. 역시 약 저장고에서 천천히 약이 흘러나오게 하는 것입니다. 서방정을 분쇄해 먹으면 안 된다는 이야기

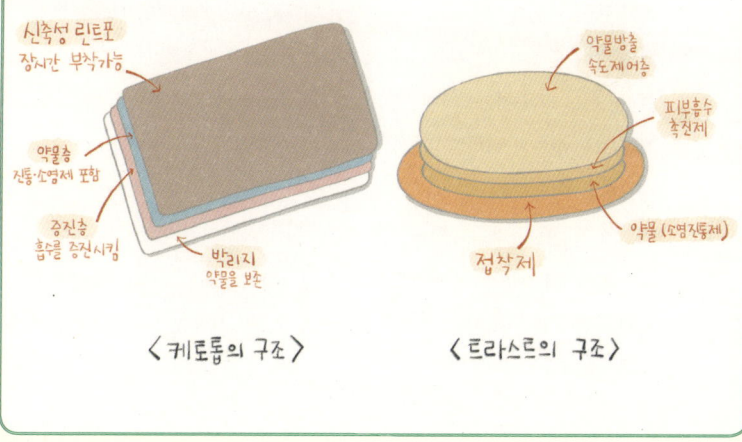

〈 케토톱의 구조 〉　　〈 트라스트의 구조 〉

따뜻한 파스와 차가운 파스는 어떻게 다른가요?

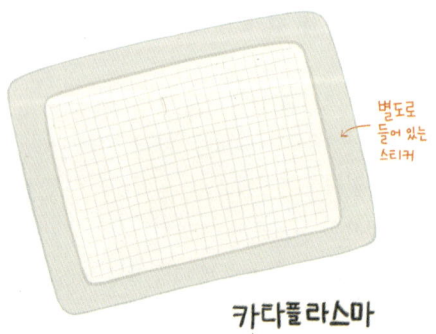

별도로 들어 있는 스티커

카타플라스마

를 했는데, 마찬가지로 패치라고 적힌 약은 반으로 잘라서는 안 됩니다.

- v 암환자들이나 중증 통증 환자들이 쓰는 마약성 패치 중에는 패치형 약물 저장소를 벌집 모양으로 분산해서 잘라 붙여도 되게 만든 패치가 있긴 하지만, 보통의 환자들이 접할 일은 거의 없습니다.
- v 카타플라스마는 별도의 첨부제, 즉 하얀 덮개가 있는 스티커 같은 것이 별첨된 형태로, 펭귄이 등장하는 광고로 유명한 제일파프가 대표적입니다.
- v 플라스터(파스)가 경고제라면, 카타플라스마(파프)는 습포제입니다. 대일밴드 같은 보통 밴드와 더마플라스트 같은 습윤 밴드의 차이와 비슷한 느낌으로 생각하면 됩니다.
- v 초기에 개발된 플라스타제는 피부 발진이나 알레르기 등의 부작용을 자주 일으켰습니다. 피부에 달라붙도록 돕는 점착제에 포함된 용매가 자극을 일으켰기 때문입니다. 이런 단점을 보완해서 개발된 제품들이 바로 카타플라스마제입니다.

∨ 카타플라스마제는 수분 함습도를 높여 피부의 자극을 줄일 수 있도록 고안된 제품들로 1980년대에 등장했던 '제놀'이 대표적입니다. 수분이 첨가돼 건조한 피부에 붙였을 때 자극이 적고 촉촉한 느낌을 줍니다. 카타플라스마제는 피부가 예민하여 알레르기를 잘 일으키는 사람들에게 적합한 제품이라고 할 수 있습니다.

○ **기억하세요! 급성 통증엔 "쿨", 만성 통증엔 "핫"!**
- 따뜻한 파스는 열 자극을 주고, 차가운 파스는 청량감을 줍니다.
- 병원에서는 외상 후 48시간 이내의 급성 통증에는 아이싱(시원한 찜질)을 하고, 48시간 이상이 지난 만성 통증이면 온열패드를 대어 처치합니다.
- 위의 기준과 동일하게 급성 통증엔 쿨파스, 만성 통증엔 핫파스를 쓴다고 기억하시면 됩니다.

☑ **닥터정의 제안**
살짝 삔 것 같은데 다친 지 이틀이 지나도 부종과 열감이 가라앉지 않는다면 정형외과를 방문해서 검사를 꼭 받으세요.

편의점 타이레놀은 비싸다?
오해받고 있는 포장

닥터정 얼마 전 어떤 블로그에서 '편의점에서 타이레놀을 샀는데 가격은 비싸면서 8알밖에 들어 있지 않았어요' 하고 불평하는 글을 봤어. 아, 사람들이 이렇게 생각할 수도 있겠구나 싶더라. 그래서 검색해 보니 많은 분들이 약국에서 파는 것보다 2알 덜 들어 있는 게 제약회사의 장삿속 때문이라 생각하시더라고. 10개들이 포장 그대로에 2알 들어갈 자리를 막아두었으니 그렇게 생각할 만도 하지.

황약사 편의점 판매약들은 모두 1일분을 기준으로 포장된 거라 그런 거지. 타이레놀 500mg은 하루 최대 복용량이 4g이니까 하루에 8알 이상 복용하면 안 되고, 편의점용은 그 양을 넘기지 않도록 규제한 거야.

닥터정 상비약의 편의점 판매가 결정될 당시에 제약사 관계자들이 투덜거렸던 게 기억 나. 패키징을 완전히 다시 해야 하는데 그러려면 공장 라인을 다 손봐야 한다는 거지. 최대한 기존 생산라인을 쓰려다 보니 그런 오해가 생긴 게 아닐까?

황약사 그렇지. 편의점 판매약들은 1일분 기준으로 되어 있고, 약국 판매약들은 보통 3일분이 기준이라고 보면 돼. 그래서 하루 3번 먹는 약들은 10개가 들어 있는 게 일반적이야.

닥터정 모든 나라가 그 기준이 똑같은 건 아닌가 봐. 얼마 전에 일본에서 진통제를 샀는데 가격이 너무 비싼 거야. 그래서 일본은 약값이 비싼가? 생각하면서 뜯어봤더니 20개 넘게 들어 있더라고.

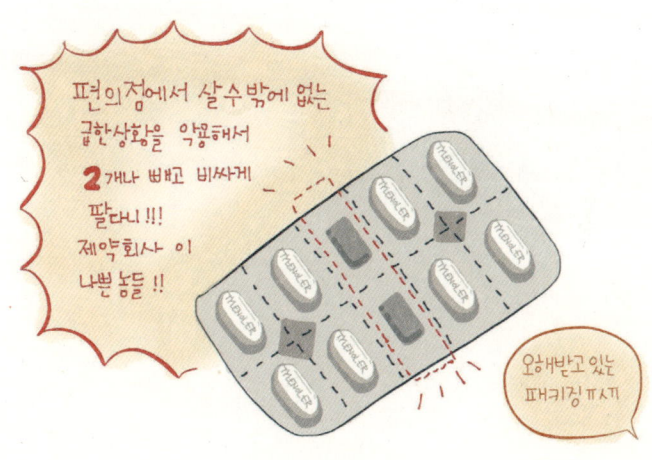

편의점 타이레놀은 비싸다?

황약사　일본 같은 경우는 소아청소년용까지 감안해서 최저용량으로 한 알씩 해놓고, 성인은 한 번에 2~3정 복용하세요" 하는 거야. 그러는 경우도 많긴 한데, 그거야 나라마다 사정이 다른 거고! 사실 중요한 건 왜 1일분, 3일분을 기준으로 포장해두었는가야. 먹는 사람이 스스로 판단해서 일단 편의점 상비약으로 증상 조절을 했더라도 다음 날 증상이 계속되면 약국이나 병의원을 찾아가라는 이야기지. 약국에서 산 일반의약품을 3일 이상 지속적으로 복용해야 한다면 병의원에 가서 상담받아야 한다는 이야기고.

닥터정　맞아. 그게 중요해. 익숙한 패턴의 반복되는 증상으로 병원 진료 후에 스스로 증상조절을 하고 있는 경우가 아니라, 처음 겪는 증상인데 일반의약품으로 조절이 되지 않는다면 당연히 의사와 상의하는 것이 좋지.

🔊 **관련방송 시즌1** 에피소드8. 편의점 상비약 길라잡이

황약사 노트

○ **편의점 상비약의 개수가 적은 것은 제약회사의 장삿속 때문이 아니라 규제 때문입니다.**
  • 약사법은 약사뿐 아니라 모든 의약품 취급자가 따라야 할 법입니다. 약사가 약을 취급하는 행위는 물론, 의사, 치과의사가 의약품 처방을 하는 것, 제약회사가 의약품을 연구, 개발, 생산하는 것도 모두 이 법에 따라 시행합니다.

> **편의점 안전상비약 제도를 시행하기 위해 개정한 약사법 시행규칙**
> 제48조(제조업자 등의 준수사항)
> 12. 안전상비의약품은 1일분 포장단위로 공급할 것. 다만, 1회 복용량, 1일 복용 횟수, 제형 및 외부 포장의 기재사항 등을 고려하여 보건복지부장관이 포장단위를 달리 정하는 경우에는 그에 따라 공급하여야 한다.

  • 약국이 문을 열지 않은 경우 긴급하게 구매하는 상황을 가정하고 있기 때문에, 1일분 이상은 판매하지 않는 것으로 법을 마련했다는 뜻입니다.
  • 1일 이상 약을 복용하려면 다음 날 약국을 가거나, 병의원을 방문하여 진료를 받으라는 의미로 해석할 수 있습니다.

○ **일반의약품을 복용한 지 3일이 지났는데도 증상이 계속되면 의사에게 진료를 받으세요.**
  • 일반의약품 복용은 약사의 판단과 통제하에 이뤄지는 것이 아니라, 환자가 스스로 진단하여 필요한 의약품을 찾되 정확한 정보를 알지 못할 경우

약사에게 문의하는 것이 기본입니다.
- 일반의약품의 원래 의미는 처방없이 살 수 있는 약(비처방약)입니다. 영어 사전에 찾아보면 non-presciption drug이라는 말 외에도, OTCover the counter라고도 되어 있습니다. 약사가 서 있는 카운터 뒤쪽이 아니라 카운터 건너편 매대에 약이 진열되어 있고, 환자가 스스로 약품 정보를 보고 골라서 산다는 의미입니다. 한국은 의약분업 이전의 전통 때문에 약사가 환자의 말을 듣고 약을 골라서 내어주는 실무가 오랫동안 이뤄져 왔지만, 이는 일반의약품의 원래 의미와는 사실 잘 맞지 않습니다.
- 일반의약품은 환자 스스로 진단해서 현재의 경질환 증상을 해소할 수 있는 정도의 제품만 처방 없이 살 수 있게 풀려 있습니다. 질환마다 사례는 다르지만, 일반적으로 3일 정도 약을 복용해도 증상이 해소되지 않는 경우 정확한 진단이 필요하기 때문에 병의원을 방문해야 합니다.
- 하루 세 번, 한 번에 1정씩 복용하는 약들이 대부분 10정들이 포장인 것도 3일 정도만 약을 복용하라는 의미입니다. 경우에 따라 한 번에 2정씩 복용하는 약들은 20정들이 포장인 경우도 있습니다만, 개수가 중요한 것이 아니라 3일 정도 먹어볼 수 있게 포장을 규제하고 있다는 사실이 더 중요합니다. 복용해도 증상이 해소되지 않으면, 원인을 알기 위해 의사의 진단이 필요합니다.

○ **반복적인 일반의약품의 사용은 의사나 약사의 지도하에 이루어져야 합니다.**
- 일반의약품으로 대응할 수 있는 질환이지만 계속 재발하는 경우가 있습니다. 쉽게 떠오르는 감기 외에도, 구순포진이라든가 무좀, 질염 같은 경우

가 대표적입니다. 약을 쓸 때는 증상이 가라앉지만, 이후에 재발하는 상황이 반복되면 환자 스스로의 판단으로 일반의약품을 사서 치료하는 범위를 벗어나는 것입니다. 이럴 땐 우선 약사에게 상황을 문의해보고 안내에 따라 병의원을 방문하여 진단 및 검사를 받아보아야 합니다.

- 일반의약품중에 장기복용을 가정하고 만든 것도 있지만, 대개는 단기간 먹을 것이라 생각하고 3일분 정도만 공급단위로 해둔 경우가 많습니다. 이러한 약품들을 오래 먹을 경우 생길 수도 있는 문제점에 대해서 약사에게 꼭 물어봐야 합니다. 특히 현재 다른 질환 때문에 먹고 있는 약이 있다면 더 주의해야 합니다.
- 처방조제시에는 복약지도를 반드시 하도록 되어 있지만, 일반의약품 판매시에는 "필요할 때"만 해도 되도록 법에 정해놓고 있습니다. 위에서 말한 상황이 바로 그런 때입니다.

약국마다 약값이 왜 다를까?
그때그때 다른 약값

닥터정 얼마 전 공항에서 비행기 타기 전에 문득 상비약을 좀 챙겨야겠다는 생각이 들었어. 그래서 공항 안에 있는 약국에 갔는데, 세상에 약이 너무 비싼 거야.

황약사 그래서?

닥터정 안 샀어.

황약사 -_-;;

닥터정 그때 일행 중 한 명이 물어보더라고. 공항은 왜 약값이 더 비싸냐고. 공항 안에 있다는 이유로 너무 바가지 씌우는 거 아니냐고 말이야.

황약사 야, 약값은 약국 마음대로지! 생각해봐. 공항 안에 입점해 있

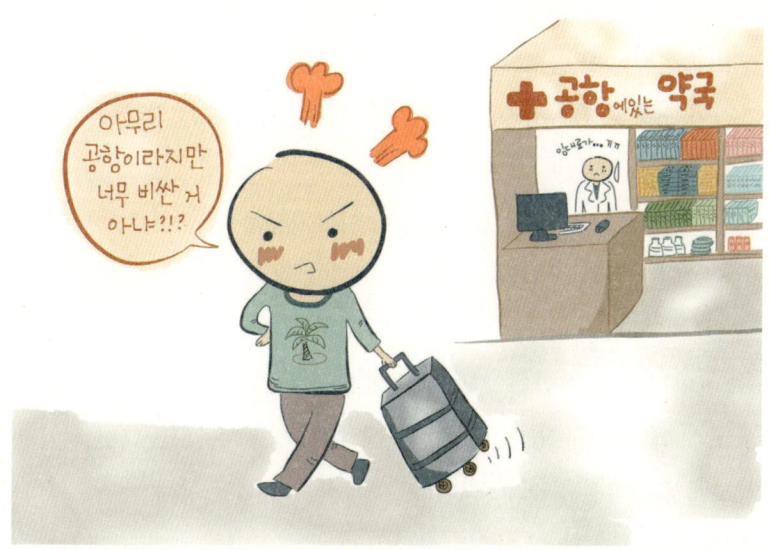

으면 임대료도 비쌀 거 아냐. 그리고 주변 다른 약국까지 거리도 멀겠다, 거의 독점 아니겠어? 사람들은 거기서 살 수밖에 없는 상황인데. 야, 나라도 비싸게 팔겠다.

닥터정 그, 그야 그렇지. 그런데 일반 사람들은 시장 가격 형성 원리에 따라 약국이 약값도 정할 수 있다는 걸 잘 모르더라고. 막연하게 약값을 마음대로 정하는 일을 누군가 규제해줄 거라고 생각하는 것 같아.

황약사 음. 방금 너의 말, 반은 맞고 반은 틀리다고 할 수 있지.

닥터정 응?

황약사 포장된 약들은 물론이고, 각종 드링크제, 밴드 같은 소독용품, 마스크 등등…… 모두 약국이 가격을 정하는 건 맞아. 하지만 의사 진료 후 받은 처방전으로 약국에서 조제받는 (보험 적용을 받는) 약들은 가격이 정해져 있어서 어느 약국에 가나 똑같아. 그건 정부에서 정해주거든.

닥터정 그것도 반은 맞고 반은 틀린 이야기잖아.

황약사 무, 물론 처방되는 약들 중에서도 보험 적용이 안 되는 약들이 있어. 일명 '비보험약'들로, 대표적인 게 다이어트약이나 탈모개선약, 비아그라 같은 약들, 그외에도 유산균제제들이 있지. 감기약 중에서도 보험 적용이 안 되는 약이 들어 있는 경우가 있고. 그런 약들은 정부에서 가격을 결정해주지 않으니 약국이 가격을 정해.

닥터정 그래서 난 비보험약 처방할 때에는 환자에게 미리 얘기해주는 편이야. 이 약은 보험이 안 되어서 약값이 약국마다 조금씩 다를 수 있다고. 몇 달치 한 번에 타가는 분들한테는 미리 여러 약국에 전화해보고 조금 저렴한 곳을 알아본 다음에 구입하는 게 낫다고 말씀드리지.

황약사 오, 꽤 친절하네. 이왕 설명하는 거 처방약의 경우에는 야간 (평일 저녁 6시 이후부터 다음 날 오전 9시까지)과 주말·공휴일에는 할증이 붙는다는 것도 같이 설명 좀 해드려. 한 달치씩 타가는 분들은 할증이 크게 느껴질 테니까. 아! 그리고 약 아무리 많이 사더라도 포인트 적립이나 할인 같은 거 절대 안 된다는 얘기도! 오남용 방지 차원에서 그건 못하게 법으로 규제되어 있거든.

닥터정   그런 건 네가 좀 해.

황약사   -_-;;

🔔 황약사 노트

○ **약국에서 직접 구입하는 먹는 약, 연고, 파스, 반창고, 식염수 등의 가격은 약국마다 다르답니다.**

- 약사법 시행규칙에 따르면 다음과 같은 내용이 있습니다.

> 제44조. 의약품 유통관리 및 판매질서 유지를 위한 준수사항
> 2. 의약품 도매상 또는 약국등의 개설자는 현상품懸賞品·사은품 등 경품류를 제공하거나 소비자·환자 등을 유치하기 위하여 호객행위를 하는 등의 부당한 방법이나 실제로 구입한 가격(사후 할인이나 의약품의 일부를 무상으로 제공받는 등의 방법을 통하여 구입한 경우에는 이를 반영하여 환산한 가격을 말한다) 미만으로 의약품을 판매하여 의약품 시장질서를 어지럽히거나 소비자를 유인하지 아니 할 것

- 아주 예전에는 의약품에도 권장소비자가격 같은 게 붙어 있던 시절도 있었다고 합니다. 당시 약국가에서 경쟁이 붙어 권장소비자가격보다 싸게 팔아 환자를 유인하는 행위가 많았다고 합니다.

- 그래서 권장가격제를 폐지하게 되었고, 소매상인 약국이 도매상을 통해 사들인 가격보다 낮은 금액으로만 팔지 말라고 하고 있습니다. 약국도 자영업라서 입지라든가 임대료 등의 영향에 따라 운영에 필요한 비용이 다릅니다. 같은 품목이라도 같은 가격을 받을 수가 없는 것이 현실입니다. 규모가 큰 약국들은 대량으로 저렴한 가격에 약을 사서 창고에 쌓아놓고 낮은 가격으로 팔기도 합니다.

- 처방전 없이 사는 일반의약품이나 위생용품, 건강식품 등에만 이러한 가격 정책을 적용합니다.

○ **의사의 처방을 받아서 구입하는 약 중에 보험 적용이 되는 약들의 가격은 어느 약국에 가도 같아요.**

- 의약분업 이후 처방전에 의해서만 구입할 수 있는 전문의약품이 생겼습니다. 이러한 전문의약품들 중 건강보험의 적용을 받는 의약품들은 정부에서 가격을 정합니다. 처음에 제약회사가 정부와 협상을 통해 가격을 받고, 이후에 실제 거래 가격을 추적하여 수시로 조정합니다. 대형병원 등에 입찰할 때 저가로 입찰하는 경우가 있기 때문입니다.

- 그러므로 어느 약국을 가든 처방전에 따라 조제하여 투약하는 약값은 똑같습니다. 약국에서는 약에 대해 이윤을 붙일 수가 없어서 처방일수나 약품 종류에 따른 조제기술수수료(실제로는 기술료, 약품보관료, 복약지도료 등등 여러 가지 항목)만 받게 되어 있습니다.

- 약값과 조제기술수수료를 합한 가격에서 30%는 본인부담금이고 70%만 공단에서 내줍니다. 이것도 질환별로 다릅니다만 일반적으로는 그렇습니다.

- 현재 우리나라에서는 어느 회사의 얼마짜리 무슨 약으로 조제해주세요 하고 처방하기 때문에, 약값이 평소보다 비싸게 나온 것은 해당 약국의 문제가 아닙니다. 처방을 발행한 순간 값이 정해져 있는 것입니다. 조제료도 조제일수에 따라 계산하도록 되어 있어서 약국에서는 조제약값을 정할 때 결정할 수 있는 것이 없습니다.

- 대체조제(동일성분의 다른 회사 제품으로 대체하여 조제)하는 경우에는 약값이 달라질 수 있지만, 이는 환자 동의 없이는 못하는 것이므로 가격변동이 있으면 미리 고지해줄 것입니다.

약국마다 약값이 왜 다를까?

○ **보험 적용이 되지 않는 약들의 가격은 역시 약국마다 달라요.**

- 처방전이 필요한 전문의약품이지만 보험에는 적용받지 않는 약들이 있습니다. 삶의 질과 관련 있는 의약품, 소위 '해피 드러그'라고 불리는 것들인데, 발기부전 치료제(비아그라 등)나 탈모약(프로페시아 등). 대부분의 여드름 치료제 같은 것들이 대표적입니다.
- 이 약들은 원래부터 회사와 정부가 협상하여 보험약가를 정해둔 것이 없기 때문에, 위에서 말한 일반의약품들처럼 약국에서 마진을 알아서 붙여 판매하게 마련입니다. 따라서 약국마다 약품 가격에 차이가 날 수 있습니다.

○ **야간, 주말 공휴일에 병의원 진료비에 할증이 붙는 것처럼 약국에서도 30% 할증이 붙어요. 당장 급한 약이 아니라면 할증 붙지 않는 시간대에 약을 구입하세요.**

- 보건복지부에서 건강보험수가를 정하는 '건강보험 행위 급여·비급여 목록표 및 급여 상대가치점수'(보건복지부 고시) 중 야간 및 공휴일에 이루어지는 진찰료 및 약국수가에 대한 규정은 다음과 같습니다.

  - 병의원 진찰료 : 평일 18시(토요일 13시)~익일 09시 또는 관공서의 공휴일에 관한 규정에 의한 공휴일에는 진찰료 중 기본진찰료(초진 또는 재진) 소정점수의 30%를 가산한다.
  - 위의 규정에도 불구하고 의원급 및 병원급(종합병원 이상은 제외) 요양기관에서 만 6세 미만의 소아에 대하여 20시~07시에는 진찰료 중 기본 진찰료(초진) 소정점수의 100%를 가산한다.
  - 약국 수가 : 평일 18시(토요일은 13시)~익일 09시 또는 관공서의 공휴일에 관한 규정에 의한 공휴일에 조제투약하는 경우에는 조제기본료(약2), 복약지도료(약3) 및 조제료(약4) 소정점수의 30%를 가산한다.

> • 위의 규정에도 불구하고 만 6세 미만의 소아에 대하여 20시~07시에 조제투약하는 경우에는 조제기본료(약-2), 복약지도료(약-3) 및 조제료(약-4) 소정점수의 100%를 가산한다.
>
> 출처: 보건복지 콜센터 질의 응답 게시판

- 법령이라 복잡하게 적혀 있지만, 평일 9시~6시 이전, 이후 시간, 토요일, 공휴일에는 30% 가산료가 붙는다는 이야기입니다.
- 처음에는 토요일 1시까지였다가 요즘은 토요일도 전일 적용으로 바뀌었습니다.

○ **약국에서는 오남용 방지 차원에서 포인트 적립이나 할인을 하지 못하도록 되어 있어요.**

- 포인트 적립도 할인 범주에 해당하므로, 약국 자체적으로는 시행할 수가 없게 되어 있습니다. 신용카드사에서 할인이나 포인트 적립을 제공하는 상품은 문제 없는 것으로 알고 있습니다. 하지만 약국은 호객행위나 경품류 제공 등을 못하게 되어 있다는 법률 때문에 자체 포인트 적립, 할인 같은 행사는 할 수 없습니다.
- 정부의 의약품에 관한 규제는 가능한 한 약을 함부로 많이 먹지 못하게 하는 쪽에 무게를 두고 있습니다. 미국에서는 처방의약품도 TV광고 등 대중광고를 하고 있는 것과 비교하면, 우리가 좀더 보수적인 편이라 할 수 있겠습니다.

약품은 하나인데, 성분은 서너 개!
펜잘, 게보린에도 타이레놀 성분이 있다

닥터정 최근에 아세트아미노펜(타이레놀의 성분) 하루 최대 복용량을 4g에서 2g으로 낮춰야 한다는 얘기가 나오고 있잖아.

황약사 응, 500mg짜리 타이레놀이라면 하루 8개를 허용하다가 4개로 줄인 셈이야. 미국에선 이미 권장 복용 기준이 낮아졌지.

닥터정 그런 이야기가 나오면 아세트아미노펜 성분에 몰랐던 위험 요인이 발견되어서 기준을 낮췄다고 생각할 수 있을 것 같아. 과량 복용했을 때 간에 문제를 일으킬 수 있다는 건 워낙 처음부터 있었던 얘기인데 말이지.

황약사 성분 자체의 하루 최대 용량이 바뀐 건 아니야. 예전에 몰랐던 색다른 위험 요소를 발견한 것도 아니고.

닥터정 그럼 왜 기준을 낮추려고 하는 건지 간단히 설명 좀 해줘.

황약사 음. 아세트아미노펜이라는 성분은 타이레놀 말고도 다양한 약에 많이 쓰이거든(타이레놀은 성분이 아세트아미노펜 한 가지). 사람들이 많이 이용하는 펜잘, 게보린 같은 두통약은 물론이고, 테라플루, 판피린과 같은 종합감기약에도 이 성분이 들어 있어. 사람들이 본인은 타이레놀을 복용했다고 생각하지 않아도 종합감기약이나 두통약을 통해 복용하게 되는 거야.

닥터정 약국에서 사 먹는 약뿐만 아니라, 감기나 두통 등의 증상으로 병의원에 가서 약 처방을 받을 때, 약 이름이 타이레놀이 아니어도 같

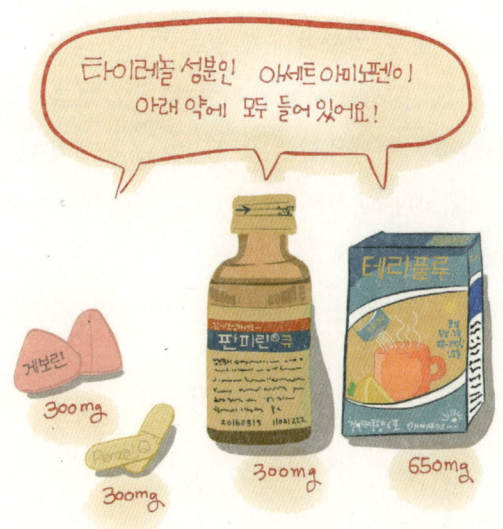

약품은 하나인데, 성분은 서너 개!

은 성분이 처방되는 경우가 많아.

황약사 문제는 같은 병의원내에서는 어느 정도 동일 성분 중복 처방을 할 수 있지만, 약국에서 직접 사 먹는 약은 관리가 따로 안 된다는 거야. 한 사람이 복용한 아세트아미노펜 총량을 확실히 알기가 어렵다는 거야. 감기 걸렸을 때 타이레놀 사 먹고 테라플루를 또 먹으면 아세트아미노펜 성분을 중복 복용하는 셈이 되는 건데, 거기에다 병원 가서 같은 성분을 처방받게 되면 더 늘어나는 거지.

닥터정 타이레놀이 하루 최대 복용량을 4g이라고 정해놓았지만, 나도 모르게 타이레놀 성분을 복용하게 되는 가능성을 고려해서 2g으로 기준을 줄인다는 거지?

황약사 그렇지. 현재 간 기능에 문제 없는 사람이 용량, 용법을 지켜서 복용하면 간 독성이 생길 일은 없는데, 자기도 모르게 타이레놀을 과량 복용하고 있을 가능성이 있다는 게 제일 큰 문제거든.

닥터정 모든 약의 성분과 주의사항을 '정확하게' 알고 복용하는 건 어렵겠지만, 약사나 의사에게 현재 먹는 약이 있으면 그 정보는 꼭 말해야 더 안전하고 효율적으로 복용할 수 있다는 걸 환자들에게 잘 얘기해놔야 겠어.

💊 황약사 노트

○ <mark>펜잘, 게보린, 테라플루, 판피린 등의 약에도 타이레놀 성분이 들어 있어요.</mark>
  • 고유한 상품명으로 팔리고 있는 펜잘, 게보린, 테라플루, 판피린 등은 모두 여러 가지 약 성분을 동시에 함유하고 있는 복합제입니다. 모두 아세트아미노펜을 함유하고 있음을 확인할 수 있습니다.

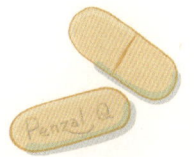

펜잘큐정
아세트아미노펜 300mg
에텐자미드 200mg
카페인무수물 50mg

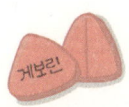

게보린정
아세트아미노펜 300mg
카페인무수물 50mg
이소프로필안티피린 150mg

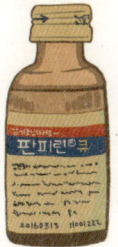

판피린큐액 (20mL)
아세트아미노펜 300mg
카페인 무수물 30mg
클로르페니라민말레산염 2.5mg
DL-메틸에페드린염산염 20mg
구아이페네신 40mg
티페피딘시트르산염 5mg

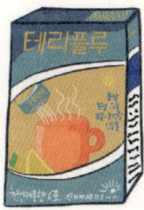

테라플루
데이타임 건조시럽
아세트아미노펜 650mg
페닐레프린염산염 10mg

  • 그런데 타이레놀정 복용법 및 주의사항에는 1일 최대 4그램(500mg 8정)을 초과하여 복용하지 말라고 되어 있고, 이를 초과할 경우 간 손상을 유발할 수 있다는 주의사항이 적혀 있습니다.
  • 위에서 언급한 감기약들을 복용하면서 해열제로 타이레놀을 추가 복용

약품은 하나인데, 성분은 서너 개!

하는 분들이 많은데, 이럴 경우 최대 용량 4g을 초과할 가능성이 있습니다.
- 이들 약에도 타이레놀과 동일한 성분인 아세트아미노펜이 들어 있음을 평소에 알고 계셔야 하며, 구매시 약사에게 한 번 더 확인하는 것이 좋습니다.

○ **현재 복용하고 있는 약의 정보를 의사와 약사에게 반드시 이야기하세요.**
- 타이레놀의 주성분인 아세트아미노펜은 해열, 진통의 용도로 의사분들도 많이 처방하는 약제입니다. 복용하고 있는 감기약이 있거나 처방받은 약을 먹으면서 두통이나 감기용도로 위에서 언급한 복합제들 또는 타이레놀 단일 성분 약을 복용하고 싶으면, 미리 약사에게 용량 확인을 받아 두는 것이 좋습니다.

○ **모든 약은 용량, 용법을 지켜서 복용해야만 안전하고 효과적으로 사용할 수 있습니다.**
- 평소 자주 먹어 알고 있다고 생각한 약도, 전문가의 입장에서 보면 환자가 아는 정보는 제한되거나 잘못된 것일 때가 꽤 많습니다. 일반의약품은 약사가 먼저 복약지도를 하지 않아도 되도록 규정이 되어 있으므로, 가능하면 약사에게 먼저 물어보는 것이 좋습니다.
- 이 약 먹을 때 주의사항이 뭐예요 같은 막연하고 포괄적인 질문을 하기보다는, 내가 현재 무슨 약을 복용하고 있는데, 내가 현재 무슨 병 때문에 병원을 다니고 있는데 같은 명확한 답을 빨리 얻을 수 있는 질문을 먼저 해주는 것이 바쁜 약사에게 많은 도움이 될 것입니다.

약은 어디에 어떻게 버리면 될까?
폐의약품 처리요령

닥터정 얼마 전에 환자분이 여러 종류의 약을 한 뭉치 가져오셔서, 혹시 이걸 버려줄 수 있느냐고 물어보시더라고. 그냥 버리기엔 화학물질이라 불안하고, 병원은 의약품 폐기를 따로 할 것 같아서 가져왔다고 하시면서 말이야.

황약사 약국에 가져가면 되는데! 병원이야 입원 환자 약품이나 처리하지…… 갖다주는 것부터 쉽지 않을 텐데?

닥터정 약국에 폐의약품 수거함이 있는데, 그 존재를 모르는 분들이 많은 것 같아.

황약사 서울 지역은 폐의약품 수거함을 2009년부터 운영했는데, 아직 모르는 사람들이 많은 걸 보면 홍보가 제대로 안 된 거지. 약을 그냥 버리면 생태계 교란이나 환경오염의 원인이 되니까 반드시 별도의 과정을 통해 폐기해야 해. 〈엘리게이터〉나 〈괴물〉 같은 영화처럼, 버려진 폐의약품 먹고 유전자 변형된 괴물이 나타날지 누가 알겠어?

닥터정 한강에 괴물이 등장한다던가 말이지. 요새는 서울과 수도권 지역 외에도 시행하는 지역들이 많아지는 것 같아.

황약사 응. 그런데 폐의약품 수거함이라고 해서 버릴 약을 무작정 쓸어담아서 와도 되는 건 아니야. 재활용품 분리수거하는 것처럼 정리가 좀 필요하지. 봉지에 든 알약은 포장을 모두 까서 봉지는 각자 집에서 버리고 알약만 가지고 와야 해. 약통도 각자 집에서 버려야 하고. 약국이 관련비용을 받지 않고 폐의약품 폐기를 대행해주는 거니까 각자 집에서 최대한 정리해서 가져가야 해.

닥터정 캡슐에 든 약은 열어서 안에 들은 가루약만 따로 모으고, 알약은 알약끼리, 가루약은 가루약끼리, 시럽은 시럽끼리 최대한 합쳐서 가져오라고 하더라고.

닥터정 약을 잘 버리는 것도 중요하지만 폐의약품을 최대한 안 만드는 게 더 중요한 것 같아. 처방받은 약은 잘 복용하고, 약을 구매할 때엔 필요한 만큼만 딱 구매하는 거지.

황약사 약을 먹다가 증상이 나아져서 그만 복용하게 되었을 때, 남은 약을 보관하기보다는 폐기하는 게 나아. '처방기간 끝난 약은 못 쓰는 약'이라고 생각하는 게 가장 낫지. 뭐 개별 포장된 알약이라면 표시된

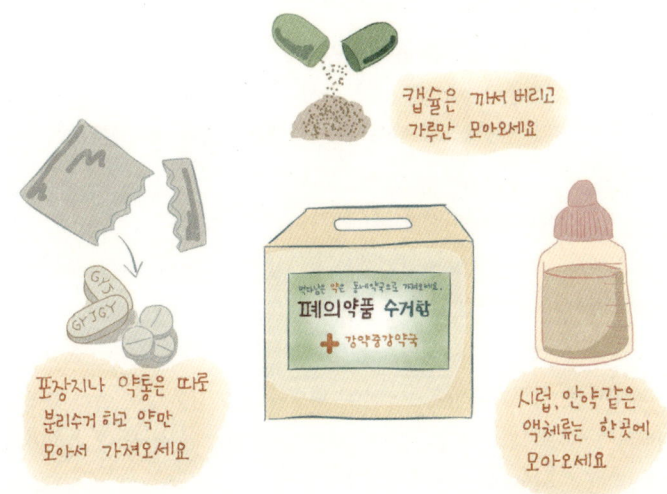

유통기한까지 보관해도 되긴 하겠지만…….

닥터정 맞아. 처방받은 약의 경우에도 처방 기간이 끝나면 폐기해야 해. 어떤 사람들은 처방받은 감기약을 보관해두었다가 다른 식구들 감기 걸렸을 때 주기도 하는데, 상당히 위험한 일이야.

황약사 처방약은 그 당시 증상, 환자에게 맞춤으로 만든 거라, 다른 사람에게 쓸 수 있다는 보장은 없지. 약이란 건 사용법을 알 때나 약이지, 모를 땐 그야말로 독이니 말야. 약은 살 때도, 사용할 때도, 버릴 때에도 세심하게 신경 써서 다뤄야 하는 물건이라고.

약은 어디에 어떻게 버리면 될까?

🔴 황약사 노트

○ **유통기한이 지났거나 용도를 알 수 없는 약들은 약국의 폐의약품 수거함에 버리세요.**

• 약국에서 직접 구매한 일반약의 경우 포장 박스를 버리지 말고, 박스 안에 남은 약을 보관하셔야 유효기한을 확인할 수 있습니다. 제조단가 문제 때문에 제약회사는 알약 하나하나에 유효기한을 새겨놓을 수가 없어서 보통 포장용기에 인쇄해놓습니다.

• 폐의약품 수거 캠페인은 보건소나 병원체인, 환경부 등등 여러 곳에서 시행하고 있습니다. 가정방문을 통해 사용할 수 없게 된 의약품을 걷어가는 경우도 있고, 지방자치단체와 약국의 연합 캠페인으로 약국에 폐의약품 수거함을 따로 두는 경우도 있습니다. 법으로 정해진 것이라기보다는 아직은 캠페인 수준이기 때문에, 모든 병의원이나 약국에서 다 참여하고 있는 것은 아닙니다.

○ **약을 버릴 때엔 종류별로 잘 모아서 버리세요.**

• 현재는 캠페인 수준으로 약국에서 보상 없이 자발적으로 참여하는 수준이기 때문에, 쓰레기 분리수거와 같다고 생각하시는 게 좋겠습니다. 나름의 분류를 해서 약국으로 가져가시면 받는 약국에서도 고마워할 것입니다.

○ **폐의약품을 최대한 줄이기 위해서는 필요한 만큼만 구입하고, 처방받은 약은 용법을 지켜서 복용하세요.**

- 조제받은 약은 조제포에 소분(小分)했을 때 보통 30일을 유효기한으로 잡습니다. 여러 약이 섞여 있기 때문에, 각 약마다 유효기한이 다르기 때문이기도 하고, 원래의 포장용기가 아닌 조제포에 소분했기 때문이기도 합니다. 처방한 일자 내에 약품을 다 복용할 것을 전제로 처방하고 조제, 투약하는 것이므로, 지시대로 약을 다 먹지 않아 약이 남았더라도 다음에 먹어야지 하는 것은 좋은 생각이 아닙니다.
- 연고나 시럽 같은 것들은 변질될 수 있어서 더욱 위험합니다.

오부라이트를 아십니까?
쓴약을 삼킬 땐, 추억의 테이프 과자

닥터정 약 먹을 때, 아무리 물을 많이 마셔도 약이 혀끝에 살짝 닿아서 쓴맛이 느껴지잖아. 그게 참 싫단 말이지. 가루약은 말할 것도 없고.

황약사 오부라이트 몰라?

닥터정 응? 그게 뭔데?

황약사 옛날에 테이프 과자 먹어봤지?

닥터정 으음. 기억이 가물가물하기는 한데……

황약사 왜 이래, 우리 나이대라면 한 번쯤 먹어봤을 텐데.

닥터정 아! 그 스카치테이프 모양 과자 말이지?

황약사 그래, 그게 오부라이트야. 스카치테이프 모양으로만 알고 있 겠지만, 정사각형 모양으로 되어 있어서 약을 싸 먹기 좋게 나오는 게

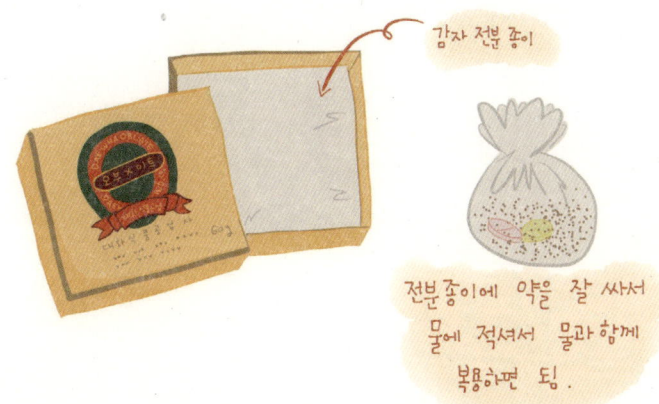

있어.

닥터정 그럼 오부라이트 종이 위에 약을 모아놓고 쌈을 싸 먹듯이 먹으면 되는 거야?

황약사 월남쌈 알지? 그거랑 비슷해. 감자 전분으로 만들어져 있어서 약을 쌈처럼 싼 다음에 물에 적시면 보들보들해져. 그 상태에서 삼키면 돼.

닥터정 약 먹을 때 별로 힘들어하지 않는 사람들이야 필요 없겠지만, 잘 못 먹는 사람들한테는 꽤 도움이 되겠는데?

황약사 알약 잘 못 삼키는 사람들한테는 꿀팁이지.

닥터정 말하다보니 옛날 그 테이프 과자가 생각나네. 아직도 파는 곳

오부라이트를 아십니까?

이 있으려나?

황약사 약 싸 먹는 네모난 거랑 테이프 모양, 요새는 모두 인터넷에서 살 수 있어.

닥터정 오, 그렇군!

🔊 **관련방송 시즌1** 에피소드13-1. 알약을 못삼키면?

☑ **닥터정의 제안**

- 가루약이 편한 분들은 진료할 때 의사에게 미리 말씀해주세요. 가루약으로 처방해줄 거예요.
- 어떤 제형이든 상관없이 약을 삼키는 게 어려운 분들은 오부라이트 종이를 적극 활용해보세요.

☑ **약알못 이대리의 이것이 궁금해요!**

이대리 선생님, 오부라이트 외에도 약 잘 먹을 수 있는 팁이 있을까요?

닥터정 음, 정제 그러니까 보통 동그랗게 생긴 알약은 물에 가라앉으니까 고개를 살짝 들고 삼키고, 캡슐은 물에 동동 뜨니까 고개를 살짝 숙이고 삼키면 더 잘 삼켜진다는 의견도 있기는 합니다.

이대리 오호! 그러면 캡슐과 알약을 동시에 먹을 때는 어쩌죠?

닥터정 오부라이트가 있잖아요.

이대리 맞다!

닥터정 (따로 드셔도 되고요…….)

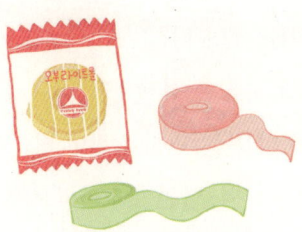

〈추억의 테이프 과자〉

해외에 약을 가지고 나갈 수 있을까?
영문처방전을 챙기자

닥터정   어떤 환자가 이탈리아에 장기 출장을 가게 되어서 평소 먹던 고혈압약을 3개월치 챙겨서 공항에 갔대.

황약사   그런데?

닥터정   공항 검색대에서 이거 무슨 약이냐, 성분이 뭐냐, 당신 직업이 뭐냐! 이러면서 실랑이 벌이다가 결국 비행기를 놓쳤다는 거야.

황약사   헐, 병원에 전화라도 하지!

닥터정   환자가 한국에서 일하는 이탈리아 사람이었고, 병원 전화번호도 몰랐나 봐. 애초에 영문처방전을 챙겨야 했는데 잊은 거지.

황약사   아이고, 3개월치나 가져가는 거면 처방전을 챙겼어야지. 출장 자주 다니는 사람이라면 당연히 알고 챙겼을 텐데, 비행기 자주 타는 사람이 아니었나?

닥터정   아니, 자주 타는데, 그동안엔 문제가 없어서 챙길 생각을 못 하셨던 모양이야.

황약사   한국에서 약 처방을 받으면 한 번에 복용하는 양을 봉투에 나눠 포장하잖아. 포장된 약만 봐서는 의사나 약사조차 무슨 약인지 구별하기 어려운 약이 많아. 그러니 그걸 공항 검색대에서 본들 무슨 약인지 알 수 없는 게 당연하지.

닥터정   성분도 모르는 약을 가지고 해외로 나간다고 하면 공항 검색대에서 수상하게 생각할 거야. 마약이나 허가받지 않은 약물이 아니라는 보장이 없는 거잖아.

황약사   사실 약을 가지고 비행기 탈 때, 가능하면 영문처방전은 챙기는 게 좋아. 한국에서 나갈 때 무사히 통과했다 하더라도 외국에 입국할 때 필요할 수도 있거든. 처방된 약이 아니라 그냥 구입한 일반의약품이라면 성분이 표시된 박스나 통에 그대로 담아 가는 게 좋고.

닥터정   병의원에서 처방전 받을 때 해외 나갈 예정이라면 의사에게 영문처방전을 발행해달라고 요청하면 돼. 처방약과 영문처방전을 지퍼백에 동봉해서 가방에 넣으면 아무 문제가 안 생길 거야.

황약사   그동안 약 가지고 해외에 많이 가봤는데 별일 없었던 사람들은 운이 좋았던 거라고 보면 돼. 모든 약을 다 검색하는 건 아니니까. 그래도 공항에서 괜한 문제를 만들지 않으려면 영문처방전을 챙기는 영문처방전상 개인정보는 여권정보와 동일해야 해요!

약만 봐서는 성분을 알 수 없어요..

영문처방전

게 좋겠지?

닥터정 아, 그리고 혹시 해외에 있는 가족이나 친구에게 약을 보낼 일이 있다면, 마찬가지로 약과 영문처방전을 동봉해서 보내면 돼. 다만 처방하지 않은 일반의약품의 경우는 성분이나 해당 국가에 따라서 못 보내는 경우가 많으니까 잘 알아보고 보내야 해.

☑ 닥터정의 제안

○ **처방받은 약을 가지고 해외에 갈 일이 있다면 진단명이 포함되어 있는 영문 처방전을 꼭 챙기세요. 영문처방전은 병의원에서 진료받을 때 요청하시면 됩니다. 이때, 영문처방전의 개인정보는 여권 정보와 같아야 한다는 점을 잊지 마세요.**

○ **일반의약품이라면 성분이 표시되어 있는 포장 박스나 용기에 든 채로 가져가세요.**

○ **해외에 있는 가족이나 친구에게 치료 목적의 처방약을 보낼 때에도 영문처방전을 꼭 동봉하세요.**

☑ 약알못 이대리의 이것이 궁금해요!

이대리 제 친구가 중국으로 장기 파견을 나가서 살고 있는데 B형간염으로 약을 계속 먹고 있거든요. 그런데 다음 달에 제가 중국에 갈 일이 생겨서 그 친구네 집에서 신세를 잠시 지기로 했는데, 자기가 먹고 있는 약을 좀 가져다 달라고 하더라고요.

닥터정 아이고, 친구분이 중국에서 사신 지 얼마나 된 거예요?

이대리 1년이 조금 넘었어요. 앞으로 2년 정도 더 있어야 한다고 들었어요. 외국에 오래 사는데 약 먹는 것 때문에 건강보험도 유지하고 있다고 하더라고요.

닥터정 B형간염은 약을 먹는 동안 간염의 상태에 대한 정기 점검, 그러니까 혈액검사랑 초음파 검사가 반드시 함께 진행되어야 해요. 검사 없이 약만 먹으면 질병이 진행되는데도 모르고 방치할 수 있어요.

이대리 지금 사는 데는 진료받을 만한 병원이나 의사가 없다고 하더라고요. 식구들이 약 타놨을 테니 오는 김에 전해달라고…….

닥터정 해외에서 B형간염을 보는 의사를 찾는 게 쉽지 않다고 듣기는 했어요. 그래도 B형간염은 다른 만성질환들보다 상태 변화에 대한 정기 점검이 매우 중요해서 가능하면 현지에서 혈액검사와 초음파검사를 받을 수 있는 병원을 찾아보는 게 좋다고 전해주세요.

이대리 아무래도 한국에 한번 들어와서 이것저것 체크해보라고 해야겠네요.

이 둘이 같은 약이라고요?
같은 약, 다른 이름

닥터정　애드빌을 국내에선 안 팔던 시절이 있었잖아.

황약사　그렇지. 2013년 겨울부터인가 국내에서 정식으로 판매되기 시작했으니까.

닥터정　당시에 사람들이 외국 여행 다녀올 때면 애드빌을 한 통씩 사 오곤 했어. 두통이나 생리통에 잘 듣는다고 말야.

황약사　우리나라엔 부루펜이 있었잖아?

닥터정　해외에서 애드빌 한 통 사 와서 아껴가면서 먹는 친구한테, '그거 부루펜이나 이지엔6 같은 약들이랑 성분이 같아. 한국 약국에서도 쉽게 구할 수 있어'라고 얘기하면 '부루펜은 어린이 해열제 아니냐, 대체 그게 무슨 소리냐!'는 반응들이었지.

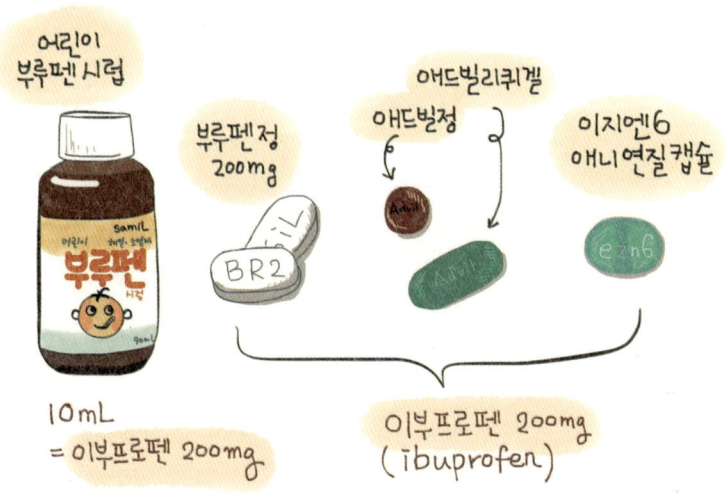

황약사 하하, 부루펜은 역시 어린이 해열제의 대명사니까. 성분은 이부프로펜으로 완전히 똑같다 하더라도 약 이름이 애드빌, 부루펜, 이지엔6 이런 식이어서, 공통점이 당최 느껴지지 않는 거지. 업계 관계자가 아닌 이상 같은 약인지 알기 어려워.

닥터정 물론 당의정이냐 정제냐 액상 연질 캡슐이냐에 따라 흡수 속도와 약효가 나타나는 시간의 차이가 약간씩 있겠지만, 성분과 용량은 3가지 약이 다 같잖아.

황약사 사람들이 약국에 와서 약을 살 때 '이부프로펜 주세요' 하는 게 아니라 보통 '애드빌 주세요'라는 식으로 약 이름을 얘기해. 물론

'머리가 아픈데 약 좀 주세요' 하는 사람들도 많지.

닥터정 성분에 대해 잘 알고 약을 구입하는 건 관련 직종 종사자가 아닌 이상 어려운 일이야. 하지만 자주 먹는 약, 예를 들어 생리통이라든가 두통, 소화불량 등등 자주 있는 증상에 대해 약을 먹을 때에는 본인이 먹었던 약의 성분을 한 번쯤은 살펴보아야 한다고 생각해.

황약사 내 몸에 어떤 성분이 잘 듣는지를 기억해야 이후에 증상이 다시 나타났을 때 약을 잘 이해하고 복용할 수 있고, 병원에 가더라도 무슨 약을 먹었는지 설명하기가 쉽거든.

이 둘이 같은 약이라고요?

🔴 황약사 노트

○ **이름이 달라도 성분이 같은 약이 정말 많아요.**
  • 유명 백과사전인 위키피디아에서 애드빌을 검색해보면 다음과 같은 그림이 나올 겁니다.

성분명 : Ibuprofen
상품명 : Advil, Motrin, Nurofen...

∨ 우리가 흔히 애드빌이라고 부르는 약은 서로 다른 많은 종류의 이름/식별 코드로 분류하고 있습니다. 성분명은 그 약품을 일반적으로 부르는 이름입니다. 의과대학과 약학대학에서 약에 대해 배울 때도 이 성분명으로 배웁니다. 학교에서는 애드빌, 부루펜 등의 상품명 대신 '이부프로펜'이라는 이름으로 배웠습니다. 졸업 후 임상현장에서 이 약의 이름이 애드빌, 부루펜이구나 하고 알게 됩니다.

∨ 대학교 시절에 유기화학을 배운 이과생들은 위 그림에 나온 유기화합물 구조를 나타내는 6각형에 관심을 더 가졌을지도 모릅니다. 이부프로펜은 화학합성품으로, isobutylphenylpropionic acid라고 하는 복잡한 이름을 갖고 있습니다. '물'의 화학적 명칭이 H_2O인 것이라고 생각하면 됩니다.

강약중강약

∨ 상품명Trade name은 이부프로펜 성분을 제약회사에서 제조해서 팔 때 붙이는 이름입니다. 우리나라에서 제일 유명한 이부프로펜 성분의 제품은 한국화이자의 '애드빌'과 삼일제약 '부루펜'입니다. 애드빌은 한국 화이자의 고유한 상품명으로 지적재산권 대상이기 때문에, 다른 회사에서 이부프로펜 성분의 약을 만들 때는 다른 이름을 붙이게 됩니다. 이부프로펜의 원 개발사는 미국의 애보트라는 제약사의 '부루펜'이며 한국에서는 삼일제약이 상품권을 획득해서 판매하고 있습니다. 후발주자인 애드빌은 이부프로펜의 특허가 풀린 후에 동일한 약을 고유의 상품명인 '애드빌'로 판매하는 것입니다. 똑같은 '물'을 팔더라도 회사마다 '삼다수', '에비앙'과 같이 이름 붙여 파는 것과 비슷하게 생각하시면 됩니다.

○ **자주 먹는 약들은 성분을 꼭 기억해두세요.**
- 일반 소비자 입장에서 삼다수와 에비앙은 같은 물이지만 다른 생수 제품이듯이, 의약품도 같은 이부프로펜이지만 회사마다 각각 고유한 상품명으로 판매합니다.
  ∨ 애드빌, 부루펜과 같은 이부프로펜 성분의 약은 무려 243품목이 현재 국내 허가를 받고 유통 중입니다.
  ∨ 덱시부프로펜은 요즘 유행하는 제품인데, 화학적으로는 '이성질체'라고 부르는 것이지만, 너무 어려운 이야기이니, 환자 입장에서는 몸속에 들어가면 이부프로펜이나 덱시부프로펜이나 동일하게 작용한다 정도로만 이해하시면 됩니다.
  ∨ 의사나 약사 같은 의약품 취급 전문가가 보기에는 이부프로펜이라는 같은

성분명 : Ibuprofen

유통중인 제품 (최근 3년간 생산-수입 실적정보가 확인된 제품) : **243** 품목

굿스펜연질캡슐	Dexibuprofen 300mg	광동제약	비급여
그리펜에스정	Dexibuprofen 300mg	신일제약	115원/1정
그린펜시럽	Ibuprofen 20mg/mL	녹십자	비급여
글로덱시정 300mg	Dexibuprofen 300mg	한국글로벌제약	115원/1정
나른펜정 400mg	Ibuprofen 400mg	녹담약품공업	30원/1정
넬슨이부프로펜정 200mg	Ibuprofen 200mg	한국넬슨제약	30원/1정
넬슨이부프로펜정 400mg	Ibuprofen 400mg	한국넬슨제약	30원/1정
뉴아브펜시럽	Ibuprofen 40mg/mL	케이엠에스제약	13원/500(1)mL/병
다이아펜정 400mg	Ibuprofen 400mg	미래제약	30원/1정
⋮	⋮	⋮	⋮

✓ 국내 유통중인 이부프로펜 성분 약품들

성분의 약이지만, 환자들의 입장에서는 서로 다른 별개의 상품으로 느낄 수도 있습니다.

∨ 약에는 두 가지 이름, 상품명과 성분명이 있다는 것을 미리 인지해두십시오. 의사나 약사의 상담을 받을 때 검색가능한 정확한 상품명 혹은 성분명을 말씀해주시면 많은 도움이 됩니다.

☑ **닥터정의 제안**

○ **자주 먹는 약들은 성분을 꼭 기억해두세요.**

- 진료할 때 기존 복용하는 약을 확인하는 것은 필수 절차이지만, 환자들이 약의 정확한 이름이나 성분을 기억하지 못하고 막연하게 "하얗고 동그란

강약중강약

약" "내과에서 준 감기약" 이렇게 표현하면 난감할 때가 많습니다.
- 의사, 약사들은 학교 다닐 때는 성분명으로만 약 이름을 배우기 때문에, 유명한 상품명이 아닌 이상 들어도 바로 알아차리지 못하는 경우가 매우 많습니다. 약 실물을 봐도 무슨 약인지 바로 알아차리기 힘듭니다.
- 처방전이나 약국에서 준 약품 설명 봉투 사진을 찍어두세요. 진료 시 사진을 보여주면 정보를 파악하는 데 큰 도움이 됩니다.

어른을 위한 사탕은 없다!
미놀, 스트렙실은 약이다

닥터정 얼마 전에 남편 차를 탔는데, 차에 스트렙실이 잔뜩 있는 거야. 그래서 이걸 왜 이렇게 많이 샀느냐고 물었어. 감기 걸린 것 같아서 목이 칼칼한데, 스트렙실 먹으면 좀 나아지는 것 같다는 거야. 불편할 때마다 꺼내 먹는다고 하더라고.

황약사 그게 약인 줄은 알고 먹었대?

닥터정 (한숨) 그게 문제야. 스트렙실이나 미놀 같은 약이 사탕처럼 나와 있다 보니, 약이라는 생각을 못 하더라고. 증상을 덜어주는 사탕 정도로 받아들이는 것 같아. 그 웬수도 그날만 벌써 6개를 먹었더라고.

황약사 아내가 의사라고 뭐 다를 것도 없구먼. 하긴 내 아내도 정작 물리치료사가 무릎 아프고 허리 아프다고 파스를 덕지덕지 붙이곤 해.

남편이 약사란 게 아무 쓸모가 없다고 할 수 있지. 그나저나 목캔디나 호올스처럼 시원한 느낌을 주는 사탕 정도로 생각하는 건가? 그냥 사탕이라면 약국에서만 팔 리가 없잖아!

닥터정 약국에서 파니까 효과가 조금 더 좋은 사탕 정도로 생각했지 실제로 약 성분이 들어있다고 생각을 못 한 것 같아. 약국에서 호올스 같은 사탕도 파니까 비슷하다고 생각할 수 있지 않을까?

황약사 미놀 트로키, 스트렙실 트로키라는 이름 뒤에 붙는 '트로키 troche'는 약의 제형을 의미하는 거잖아. 입에서 천천히 녹여서 목 점막에 성분을 직접, 조금씩 흘려보낼 수 있게 만든 제형이지.

닥터정 그래서 남편한테 이거 약이고, 하루에 먹을 수 있는 개수가 제한되어 있다고 얘기해줬더니 새삼 놀라더라고.

황약사 미놀이랑 스트렙실은 성분이 다르고 복용량도 달라. 목캔디랑 호올스처럼 맛이 다른 정도가 아니라 아예 다른 종류의 물건이지. 선생 놀이를 조금 더 하자면, 미놀은 항히스타민제, 스트렙실은 비스테로이드성 소염진통제!

닥터정 약효도 완전히 다른데 구별 없이 먹는 경우가 많은 것 같아.

황약사 미놀은 하루 6개, 스트렙실은 하루 5개가 가능한 최대 복용량이야. 그리고 미놀은 연령대에 따라서 하루에 먹을 수 있는 개수가 조금씩 다르고, 스트렙실은 12세 이하의 어린이들에게는 투여하지 못하게 되어 있어서 조심해야 해.

어른을 위한 사탕은 없다!

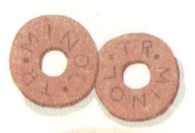
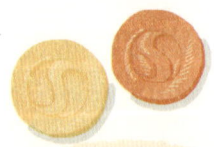

미놀트로키
하루최대 6개 (성인)
*구세이하는 복용X
목이 간질간질하고 기침나올때

스트렙실 트로키
하루최대 5개 (성인)
*12세이하는 복용X
목이 아프고 부었을때

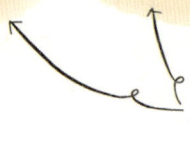

굳이 용도를 구별해보면 요정도로!!

닥터정   스트렙실은 또 여러 종류가 있던데? 허니앤레몬이랑 오렌지에는 진통소염제가 들어 있고, 워밍은 살균제가 들어 있어서 구강내 미생물에 직접적으로 작용하게 만든 것 같아.

황약사   워밍은 우리나라에서는 팔지 않을 텐데……. 미놀이랑 스트렙실 말고도 트로키 제형의 약들은 종류가 다양한데, 상품마다 각각 성분이 다르니 약효나 하루 최대 복용량, 약 복용 시간 간격을 약사에게 꼼꼼히 확인하고 먹어야 해.

🔵 황약사 노트

○ **미놀 트로키, 스트렙실 트로키 등 트로키 제형의 사탕은 약이에요. 용법, 용량을 꼭 확인하세요.**

- 미놀 트로키, 스트렙실 트로키는 모양이나 식감이 편의점, 슈퍼마켓에서 판매하는 홀스나 폴로 등과 비슷하다 보니 의약품이 아니라 기호식품처럼 생각하시는 분도 있습니다.
  - ∨ 일반의약품이라고 명시되어 있고, 편의점 안전상비 의약품에도 해당하지 않으므로 약국에서만 구입할 수 있습니다.
  - ∨ 트로키라는 것은 앞서 설명한 츄정, 서방정, 장용정 등과 마찬가지로 특정한 제형을 가리키는 명칭입니다. 뜻을 사전에서 찾아보면, "입에서 천천히

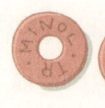

미놀트로키

식약처분류   개개의 기관계통 의약품 〉 소화기관용약 〉 치과구강용약
구분   일반의약품
제조(수입) 업체명   경남제약
제조·수입 구분   제조

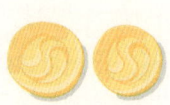

스트렙실허니앤레몬, 오렌지트로키

식약처분류   개개의 기관계통 의약품 〉 소화기관용약 〉 치과구강용약
구분   일반의약품
제조(수입) 업체명   옥시레킷벤키저
제조·수입 구분   제조
임산부금기등급   2등급 명확한 임상적 근거 또는 사례가 있는 경우 복득이하게 사용

어른을 위한 사탕은 없다!

녹아 입안이나 인두에 적용하는 입안용 알약"이라 설명하고 있습니다. 한자어로 번역하면 "구중정" 즉 입 가운데 넣는 알약이라고 쓰기도 하지만, 실제 그 용어를 쓰는 현업자는 드뭅니다.

> ∨ 입에서 녹여 먹는 약이라는 점에서 아스피린 다이렉트 같은 속붕정과 비슷해 보이기도 하지만, 속붕정은 흡수 시간을 줄이기 위해 물 없이 입에서 녹일 수 있게 만들어 전신흡수를 빨리 시키려는 목적인 반면, 트로키정은 입 안에 물고 있으면 입과 입 근처인 후두쪽에 약이 오래 작용하도록 만든 제형입니다. 쉽게 말해 목캔디 같은 것입니다.
>
> ∨ 사탕을 빨아 먹지 못하고 꼭 부숴서 씹어 삼키는 사람도 있는데(제가 그렇습니다!) 트로키는 그렇게 하면 약효가 제대로 나지 않습니다.

○ **트로키 제품마다 약 성분이 다르답니다. 약사에게 꼼꼼히 물어보고 구입하세요.**

- 미놀트로키의 성분표를 보면 "글리시리진산디칼륨 2.5mg, 세틸피리디늄염화물수화물 1mg, 클로르페니라민말레산염 1mg, 테르핀수화물 10mg"의 복합제인데, 글리시리진산은 '약방의 감초' 할 때의 그 감초 성분이고 익히 알려진 단맛을 내는 것 외에도 항염증 작용을 합니다. 세틸피리디늄은 구강내 항균작용을 하는 세정제, 클로르페니라민말레산염은 코감기나 피부 발진 등에 쓰는 항히스타민제, 테르핀 수화물은 가래를 뱉어내게 하는 거담제입니다. 이들 성분의 조합으로 인해 내는 효능은 인후염에 의한 통증이나 염증이 있을 때 증상을 가라앉혀주는 역할을 합니다.
- 닥터정의 말처럼 스트렙실은 허니앤레몬, 오렌지와 스트렙실 워밍 두 가

지 종류입니다. 동일한 스트렙실 브랜드라 그게 그거겠지 생각할 수도 있지만, 타이레놀이라는 브랜드가 종합감기약 타이레놀 콜드에스와 생리통에 쓰는 우먼스 타이레놀 등으로 세분화되듯이, 스트렙실도 똑같은 마케팅 전략을 쓴 것일 뿐 실제 내용물은 다릅니다.

- ∨ 스트렙실 허니앤레몬과 스트렙실 오렌지의 주·약효 성분은 플루비프로펜으로 동일합니다. 사탕 맛이 꿀과 레몬향, 오렌지향으로 기호에 따라 나뉠 뿐입니다. 플루비프로펜은 우리가 흔히 소염진통제라고 부르는 NSAID(비스테로이드성 소염진통제)입니다. 인후의 염증과 통증을 가라앉혀 주는 역할이라고 보면 됩니다.
- ∨ 스트렙실 워밍은 '아밀메타크레졸 0.6mg, 2,4-디클로로벤질알코올 1.2mg'의 복합제입니다. 미놀트로키의 세틸피리디늄염화수화물과 비슷하게 항균 작용을 하는 물질들입니다. 입안과 목의 감염으로 인한 증상 완화라고 되어 있는데, 응용해보자면, 목감기때문에 목이 간지러운 증상이 있을 때 가라앉힐 목적으로 쓸 수 있겠습니다. 한국에서는 판매되고 있지 않습니다.

☑ **닥터정의 제안**

미놀이든 스트렙실이든 의약품임을 명심하고, 설명서에 적혀 있는 용량과 용법을 지켜야 합니다. 진통제 알약이라면 잘 따르고 지키려 하지만, 기호식품과 유사하게 만들어놓은 트로키 제품의 경우 본인도 모르게 과다 복용하는 경우가 많기 때문에 더욱 주의가 필요합니다.

어른을 위한 사탕은 없다!

약이 독해서 식후에 먹으라는 건가요?
독한 약, 중간 약, 약한 약

닥터정 진료 끝날 무렵에 처방전을 주면서 약에 대해 이런저런 설명을 하는데, 환자들이 종종 물어보곤 해. '혹시 이 약들, 많이 독하지는 않아요?'

황약사 사람들이 흔히 독한 약, 센 약, 순한 약이라고 말하는 걸 나도 자주 들었어.

닥터정 '약이 독해도 좋으니 빨리 낫게만 해주세요' '약국에서 사먹는 감기약은 약해서 그런지 먹어도 금방 낫지를 않아요' 이렇게 얘기하는 사람 있으면 한참을 붙들고 구구절절 설명해줬었는데…… 언젠가부터는 나도 모르게 '아, 그렇게 독한 약은 아니에요. 용법에 맞게 잘 챙겨 드시면 괜찮아요' 하고 있더라고.

황약사 그런데 사람들이 말하는 독한 약이라는 게, 그냥 먹고 속 쓰린 약인 거지?

닥터정 그런 분들도 있지만, 먹고 바로 효과가 있으면 그렇게 표현하기도 해. 예를 들어 습진성 피부질환에 스테로이드를 써서 싹 나아지는 걸 보면서 '이 약, 센가보다' 하는 거지. 굉장히 낮은 농도의 스테로이드 로션이라도, 약을 사용하는 사람 입장에서는 그 효과에 의미를 두는 거야. 피부과 약이 독하다는 얘기도 스테로이드와 항생제 때문에 생긴 것 같아.

황약사 약이 독하다, 세다 하는 게 먹으면 속 쓰리다, 효과가 바로 눈에 보인다는 개인의 경험이긴 해. 부루펜이나 애드빌처럼 전 세계 어디에나 있는 흔한 해열진통제도, 사실 먹고 속 쓰린 경험해본 사람이 꽤나 많거든. 그런데 멀쩡하게 통증 가라앉고 열도 잘만 내리더라 하는 사람도 역시나 많단 말이지.

닥터정 맞아. 나도 환자들에게는 아주 흔히 처방하는 제산제 한 가지에 알레르기가 있는데, 그런 관점으로 보자면 그 약이 나한테는 보통 독한 약이 아니야. 대부분의 환자들은 그 약을 먹고 도움을 받겠지만, 나는 먹으면 응급실에 가야 하는 상황이 발생하거든.

황약사 환자들이 약에 대해 자기에게 독하다/순하다, 세다/약하다처럼 단순한 이분법적이고 개인적인 기준으로 생각하는 게 어찌 보면 당연하겠지. 물론 살면서 약을 먹어본 경험을 기억해두는 건 꽤 도움이 돼. 약효든 부작용이든 개인차가 있을 수밖에 없으니까. 하지만 같은 사람, 같은 약도 상황에 따라 달라질 수 있어. 고정 관념을 가지지 말고 그때그때 전문가와 상의하는 게 좋겠지.

닥터정 사실 우리 입장에서 독한 약이라고 하면 항암제 정도는 되어야 독하다고 말할 수 있을 것 같은데…….

황약사 가끔 약이 독하다고 하는 환자들에게 항암화학치료 부작용 사진 같은 거 찾아서 보여줄 때도 있어. 이게 진짜 독한 약입니다 하고 말해주는 거지. 항암제는 암세포든 멀쩡한 세포든 가리지 않고 무차별적으로 공격해서 갖가지 부작용이 발생하니 말이야. 진짜 독한 약을 어쩔 수 없이 쓰려면 '암' 정도는 등판해줘야 된다고 하면 쉽게 이해하시더라.

닥터정 으…… 좀 사악한 방법 같지만 적절하네. 항암제처럼 부작용이 예상되더라도 필요하다면 그걸 감안하고 써야 할 때가 있지. 이런 걸 '위험-이익 평가'라고 하는데 여기서 '위험=약의 부작용'이고 '이익=약의 효과'라고 한다면 부작용(위험) 대비 효과(이익)가 클 때만 쓰는 게 원칙이지.

🔊 **관련방송 시즌2** 에피소드2. 약은 왜 식후 30분에 먹어야 하나요?

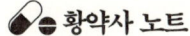 **황약사 노트**

○ **환자가 생각하는 독한 약과 의료인이 생각하는 독한 약은 다릅니다.**

• 많은 학자와 업자들이 연구개발을 계속하고 있지만, 부작용이 없는 의약품은 단언컨대 없습니다. 저희 같은 현업 임상가들은 속어로 부작용이 없는 약을 '밀가루'라고 부릅니다. "그거 약 아니야!"라는 의미죠. 원하는 부위에만 가서 효과를 내고, 다른 쪽에는 아예 아무 작용도 하지 않는 마법의 탄환은 여전히 미개척 분야입니다. 진통제를 먹으면 통증은 가라앉지만, 위장을 자극하거나 신장 기능에 이상을 주거나, 간에 부담을 주는 등 원하지 않았던 부수적인 작용이 존재합니다.

부작용 (Side effet)
: 정상적인 용량에 따라 약물을 투여할 경우 발생하는 모든 의도되지 않은 효과

이상사례 (Advers effet)
: 약물 사용 중 발생한 바람직하지 않고 의도되지 않은 징후, 증상 또는 질병

약물유해반응 (Adverse drug reaction)
: 이상사례중 해당의약품과의 인과관계를 배제할 수 없는 경우

✓ 의약품 부작용의 개념, 출처: 한국의약품안전관리원.

∨ 의도치 않은 부작용 중에서 환자에게 나쁜 영향을 주는 이상사례가 있을 수 있는데, 이것이 의약품 때문에 생긴 것이라 유추할 수 있을 때 '약물유해반응'이라고 부릅니다. 여기서 말하는 위험은 약물유해반응입니다.

- 보건의료 종사자들은 단계별로 결정을 내릴 때마다 '위험-이익'평가라는 것을 합니다. 모든 약에는 효과와 함께 부작용이 있기 때문에, 현재 환자의 상태를 보아 치료했을 때 위험보다 이익이 더 크다면 "그럼에도 불구하고" 투약 결정을 내립니다.

- 환자들이 생각하는 독한 약은 약을 먹었을 때 즉각 몸으로 체험할 수 있는 반응-진통제 먹었을 때 속이 쓰리다, 항생제를 먹었더니 설사가 난다, 오줌 색깔이 평소와 매우 다르게 변했다, 피부에 두드러기가 난다-이지만, 보건의료업자 입장에서는 중대한 이상반응이라서 의약품안전관리원에 절차를 거쳐 보고하는 경우는 아래와 같은 것들입니다.

  ∨ 사망을 초래하거나 생명을 위협하는 경우

  ∨ 입원 또는 입원기간의 연장이 필요한 경우

  ∨ 지속적 또는 중대한 불구나 기능 저하를 초래하는 경우

  ∨ 선천적 기형 또는 이상을 초래하는 경우

  ∨ 기타 의학적으로 중요한 상황

- 환자와 전문가의 입장 차이가 크게 나는 이유는, 환자들이 즉각 체험하는 부작용은 그동안의 임상 경험을 통해 발생 가능하다는 것을 인지가 가능하고 많은 경우에는 해결책이 존재하기 때문입니다. 진통제를 먹고 속이 쓰리다면 식사 직후에 복용하거나 제산제를 같이 복용하면 되고, 항생제를 먹고 설사를 하면 유산균 정장제를 함께 복용하고, 이온음료로 수분과 전해질

을 보충해주면 됩니다. 물론 복용을 중단하거나 약을 교체해야 하는 경우도 있는데, 대부분이 예측 가능한 범위 안의 것들입니다.

    ᵛ 캐나다나 영국의 약사 국가면허 시험에 환자 상담 실기시험이 있는 경우, 복약지도를 통해 부작용을 설명할 때 환자가 바로 알 수 있게 해야 합니다. 흔하게 나타나는 부작용 2~3가지를 설명하면서 부작용에 대한 자가치료 대처법도 반드시 같이 설명해주도록 하는 겁니다. 설명하지 않으면? 점수를 받지 못합니다. (국내 도입이 시급합니다!)

- 환자에게는 독한 약을 먹었다는 불쾌한 경험도 전문가 입장에서는 흔하디흔한 일이라 여길 수 있습니다. 서로 충분한 상담과 대화가 이뤄지지 않다보니 인식에 간극이 생기고, 대하는 태도도 달라진 것이라 생각합니다.

○ **약의 효과와 부작용은 사람에 따라, 같은 사람이라 하더라도 상황에 따라 달라질 수 있습니다.**

- 약품을 구매하는 경우에 설명서에 적힌 사용상의 주의사항을 꼼꼼히 읽어보시는 분들은 꽤 드뭅니다. 가끔 다 읽어보는 분들도 있긴 한데, 그럴 경우 깜짝 놀라서 문의하는 경우도 있습니다.
- 편의점에서 쉽게 살 수 있는 타이레놀의 설명서를 읽어보면 가장 먼저 드는 생각은 "이걸 읽어보라고 만든 거야?"입니다. 환자뿐 아니라 전문가 입장에서도 이걸 보고 환자에게 무언가 설명이나 교육을 한다는 게 만만한 일은 아닙니다.

    ᵛ 약품 설명서나 인서트 페이퍼의 원래 명칭은 SPC, SmPC라고 합니다.

summary of product characteristic, '제품 성격에 대한 요약'이라는 뭔가 이상한 용어입니다. 이 약은 이러이러한 내용으로, 약품으로 팔아도 된다는 허가를 받았어요! 라는 뜻입니다. 의사, 약사, 제약회사 관계자, 식약처 관계자 들이 보라고 만들어놓은 것입니다.

∨ 처방약을 구입할 때 약국에서 별도의 설명서를 주지만, 약국이나 편의점에서 판매하는 일반약의 경우는 각 회사 재량에 따릅니다. 별도의 소비자용 설명서를 만든 곳도 있고 아닌 곳도 있어서 사실 문제입니다. 소비자용 설명서를 따로 만들라고 법으로 정해놓지는 않았습니다.

∨ 굳이 설명서를 읽어보신다면, "다음과 같은 사람은 이 약을 복용하지 말 것" "이 약을 복용하는 동안 다음과 같은 행위를 하지 말 것"을 살펴보십시오. (절대적으로) 하면 안 된다고 경고하는 내용입니다. 다만, 여기서 말하는 각종 질환이나 증상은 본인의 심증이 아닌 의사의 확진이 있는 경우에만 해당합니다. '나는 속이 더부룩하고 자주 체하는데'와 '나는 소화성 궤양 확진을 받은 환자인데'는 전혀 다른 이야기이니까요.

∨ 부작용이 나타나는 빈도는 '때때로' '드물게' 등으로 적혀 있는데, 이는 대충 이만큼이라는 이야기가 아니라, 허가받을 당시 임상시험에서 나타난 확률대로입니다. 요즘은 아예 설명서에 확률수치를 명시하도록 하고 있습니다.

∨ "발현빈도는 매우 흔히 ≥1/10, 흔히 ≥1/100 및 〈1/10, 흔하지 않게 ≥1/1000 및 〈1/100, 드물게 ≥1/10000 및 〈1/1000, 매우 드물게 〈1/10000"

• 의사나 약사가 위험-이익 평가시 위험도 평가를 할 때는 발현빈도와 환자의 현재상태를 근간으로 하여 평가합니다.

- 설명서에 적힌 말만 보고 따지듯이 물어보는 분들이 있을 때 난감한 경우가 많습니다. 허가받을 당시의 상황 외에도, 후속 연구 및 보고를 통해 밝혀진 내용들을 항상 임상현장에서 반영하기 때문에 상황 역시 항상 변합니다. 허가사항도 수시로 식약처에서 재조정하고 있습니다.

진통제를 먹다보면 내성이 생길까?
내성 바로알기

닥터정　생리통이 아무리 심해도 꾹 참고 웬만하면 약을 안 먹으려고 하는 사람들이 있지. 그런 분들이 나한테 물어보는 게 진통제 자주 먹으면 내성이 생기지 않느냐는 거야.

황약사　내성이라…… 환자들이 말하는 내성이 대체 뭘 말하는 걸까? 내성의 개념을 잘못 알고 있는 경우도 있고, 어떤 약이든 많이 먹으면 내성이 생길 수 있다고 오해한단 말이지.

닥터정　생리통약을 아무리 많이 먹는다고 해도 한 달에 하루이틀 정도 먹는 거라 내성이 생길 만큼의 복용량이 아니라고 설명해도, 정기적으로 약을 먹는다는 것 자체에 부담을 느끼는 것 같아.

황약사　응. 그런데 우선 내성이라는 개념에 대해 짚고 넘어갈 필요가 있을 것 같아.

닥터정 내성의 정확한 뜻을 넌 어떻게 설명하냐?

황약사 같은 효과를 내기 위해서 점점 더 많은 양의 약이 필요해지면 내성이 생겼다고 해. 예전에는 커피 한 잔만 마셔도 밤을 샐 수 있었는데, 매일 커피를 한두 잔씩 마시다보니 이제는 한 잔 가지고는 잠만 잘 온다고들 하거든.

닥터정 여기서 포인트는 매일 한두 잔의 커피를 꾸준히 마셨다는 점인 거지?

황약사 그렇지. 일정량을 꾸준하게 먹으면 내성이 생기는 거야.

닥터정 그런데 꾸준하게 먹는다고 다 내성이 생기는 건 아니잖아. 고혈압약을 먹는 환자분 중에는 혈압약은 평생 먹는 건데 내성이 생기는 것 아니냐, 나중에는 먹는 약의 용량을 계속 늘려나가야 하는 게 아니냐고 묻는 경우도 있었어.

황약사 내성이 생길 수 있는 성분의 약들은 장기 사용을 피하기는 하지만 꼭 필요할 때는 그걸 감안해서 사용하기도 해. 사실 우리가 살면서 접하는 약들 중에 내성이 생길 수 있는 성분은 매우 적은 편이지. 마약성 진통제 부류에 들어가는 약들의 경우에 그런 걱정을 하게 되는데, 일반적으로는 접할 일도 없고 복용하게 된다면 의사의 판단에 의해서 처방된 거라 그에 따라 복용하면 돼.

닥터정 난 우리가 생리통이나 두통에 복용하는 진통제는 대부분 내성이 없는 성분이다. 통증이 심한데도 내성이 생길까 걱정돼서 참으면 몸이 받는 스트레스가 커져서 훨씬 힘들어진다. 그러니 생리통이 심한 경우 참지 말고 진통제를 복용하라고 권하고 있어.

황약사 아, 진통제 중에서 카페인이 포함된 진통제들이 있잖아. 커피를 매일 꾸준히 마시는 사람들은 카페인 효과를 못 볼 수 있겠지. 카페인은 내성이 생기는 대표적인 성분이니까.

닥터정 음. 그러고 보니 우리가 지금 얘기하고 있는 내성과 항생제 내성의 개념은 다른데, 이것도 한번 얘기해봐야겠다.

황약사 항생제 내성은 완전히 다른 개념이잖아. 그건 복용한 사람이 획득하는 게 아니라 세균이 획득하는 거고, 표현도 내성보다는 '저항성'이 더 정확해. 우리말로는 똑같이 '내성'이지만 영어로는 아예 단어가 다르거든. tolerance랑 resistance로.

닥터정 일단 하던 이야기부터 마무리하자. '내성이라는 건 모든 약에 다 생기는 것이 아니다. 내성이 생기는 약이라 하더라도 일상적인 복용량으로 인해 생기기는 어렵다'라고 정리하면 되겠지?

황약사 노트

○ **내성과 항생제 내성은 다른 말입니다.**

• 내성tolerance이라는 말은 같은 약을 계속해서 쓰다보면 같은 효과를 얻기 위해 약 용량을 점점 높여야 하는 상태를 말합니다. 현실에서의 대표적인 사례를 들자면 에탄올, 즉 술이 있겠습니다.

• 내성과 의존성, 중독, 금단 모두 다른 차원의 이야기입니다. 마약류에서 생기는 문제를 본인이 평소 복용하는 소화제나 진통제에 대입해서는 안 되겠습니다. 가끔 인터넷 검색을 해보면 상상의 나래를 펼치는 분들이 많이 보입니다.

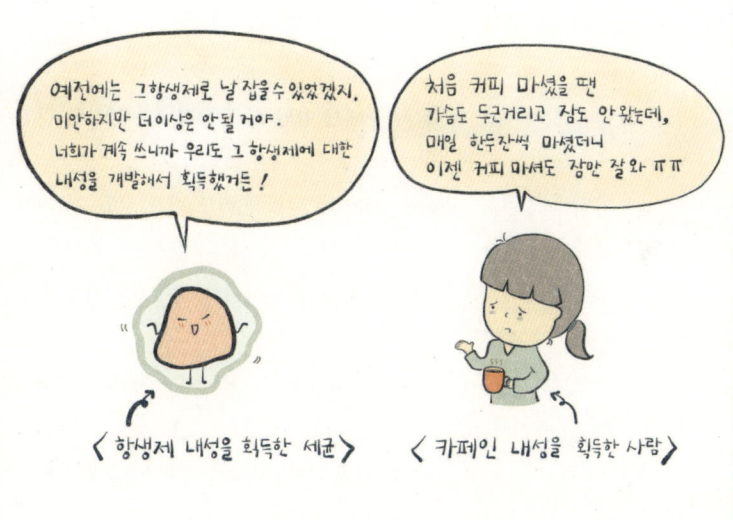

- 항생제 내성antibiotic resistance이란 세균이 항생제에 대해 저항하는 힘이 생겨서 해당 항생제를 써도 효과가 없는 경우를 말합니다. 이 경우는 다른 것으로 바꾸지, 항생제 용량을 높이지는 않습니다.
- 내성=우리 몸이 획득하는 성질, 항생제 내성=우리 몸이 아니라 세균이 획득하는 성질.

○ **마약성 진통제를 매우 규칙적으로 오랫동안 먹는 분이 아니고서는 보건의료에서 말하는 내성이 생기는 일은 없습니다.**
- 실제로 내성이 문제가 되는 경우는 마약류를 매우 규칙적으로 오래 복용하는 분들의 경우입니다. 마약중독자도 있겠지만, 중증 만성 통증이나 항암치료 환자분들의 경우 마약성 진통제를 처방받아 복용하는 경우가 많습니다.

○ **점점 더 약을 많이 먹는 건, 약의 문제가 아닌 현재 몸상태가 악화된 것입니다.**
- 천장효과ceiling effect: 보통의 진통제를 많이 먹어도 더 안 듣는 건 내성이 생긴 것이 아닙니다. 마약성 진통제처럼 같은 정도의 통증을 가시게 하는 데 더 높은 용량의 약이 필요하게 되는 것이 아니라, 복용량을 아무리 늘려도 통증 감소 효과가 일정 이상 나타나지 않는 것입니다.
- 이 경우는 듣는 다른 약이나 치료 방법을 찾아보아야 하니 반드시 병의원을 방문하여 의사의 진료를 받으십시오.
- 고혈압약이나 당뇨약 같은 만성질환 치료약을 드시면서 아무리 약을 먹

어도 혈압이나 당이 안 떨어진다, 내성이 생긴게 아니냐고 묻는 환자들이 가끔 있습니다. 이는 약이 문제가 아니라 나이가 들면서 혹은 질병관리의 문제로 인해 상태가 점점 더 나빠진 경우입니다. 의사와 상의해서 용량 변경, 다른 기전의 약 추가 등 치료계획 변경을 상의해볼 문제입니다.

독감 백신을 맞았는데 왜 감기에 걸릴까?
예방접종, 알고 맞자

닥터정 매년 독감 예방접종은 챙겨 맞고 있어?

황약사 주사 맞는 거야 싫지만, 병원에서 일하는 사람이야 필수적으로 맞아야지 어쩌겠어.

닥터정 나도 주사 맞는 거 정말 싫어하는데, 매년 시즌이 되면 독감 환자들을 잔뜩 마주해야 해서 어쩔 수가 없어. 내가 환자들에게 전염시키면 안 되니까.

황약사 근데 예방접종 맞으러 오는 환자들, 독감 예방접종 맞으면 감기도 예방된다고 생각하지 않아?

닥터정 안 그래도 독감 예방접종할 때마다 환자들에게 독감과 감기의 차이에 대해서 설명하는데, 그렇게 알고 있는 분들도 있지만 그 두

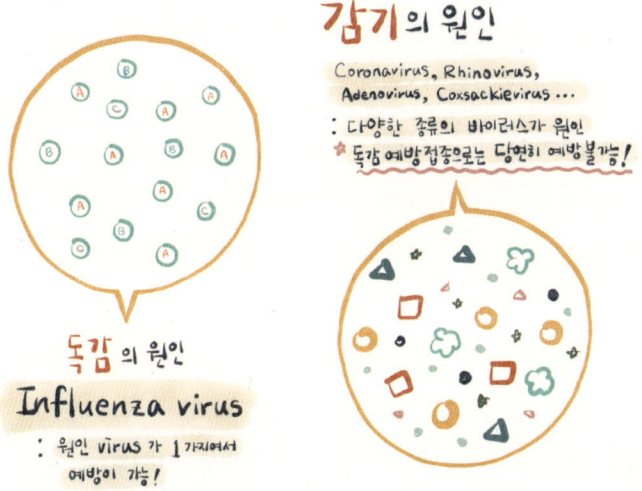

가지가 완전히 다른 질병이라는 것에 매우 놀라는 분들도 있어.

황약사 그렇지? 원인이 전혀 다른데도 말야. 독감이란 게 심한 감기 증상 같아서 독감이라고 부르는 거잖아.

닥터정 물론 독감에 걸려도 가벼운 감기처럼 지나가는 경우도 있지. 하지만 열도 많이 나고 온몸에 근육통이나 오한, 두통 같은 증상을 보이곤 해. 감기에 비하면 몸이 많이 힘들지.

황약사 '감기의 원인은 무엇이다' 하고 특정할 수가 있나?

닥터정 감기는 감기 바이러스 때문에 생기는 건데, 그 감기 바이러스가 워낙 다양해서 100가지가 넘어. 그래서 어떤 바이러스에 감염되어

독감 백신을 맞았는데 왜 감기에 걸릴까?

서 감기에 걸린 건지 확실히 아는 건 불가능한 일이야.

황약사 감기 바이러스 종류가 워낙 많고 변종도 자주 생겨나잖아. 감기야 사실 특별한 약이 필요한 것도 아니고 심각한 위해도 아닌데 제약회사가 돈도 안되는 백신을 일일이 개발할 필요가 없겠지. 독감이야 매년 WHO에서 올해 유행할 독감의 종류는 무엇입니다 하고 알려줘서 제약회사에서 시즌에 맞춰 만들어 공급하지만 말이야.

닥터정 인플루엔자 바이러스는 A, B, C 3종류가 있고, 그 3가지 종류에도 다양한 타입이 있지. 맞아. 그 많은 종류의 바이러스에 대한 예방접종을 모두 만드는 것은 불가능해. 그래서 매년 세계적으로 유행할 것으로 예측되는 3~4가지 바이러스를 골라서 예방접종을 만들지. 3가지 바이러스에 대한 백신을 3가 백신, 4가지 바이러스에 대한 백신을 4가 백신이라고 불러. 전 세계에서 같은 종류의 백신을 생산해서 유통하고 각 나라가 겨울이 되기 직전에 예방접종을 하지.

황약사 그거 맞으면 정말 예방이 되냐고 물어보는 사람에게 뭐라고 대답해?

닥터정 예방접종을 맞는다고 해서 독감이 100% 예방되는 건 아니고 보통 70~90% 정도라고 이야기하지. 예방접종 후에 바이러스에 대한 항체가 100% 생성되는 것도 아니고, 생성된 항체는 일정 기간이 지나면 사라지거든. 예방접종이 가장 효과적인 독감 예방 방법이긴 하지만, 독감 외의 감기나 장염 같은 감염성 질환을 예방하려면 무엇보다도 손을 잘 씻는 것이 가장 중요해.

황약사   신종플루가 한창 유행했을 때 손세정제가 불티나게 팔렸었는데, 그때 아마 신종플루 외의 다른 감염성 질환들의 유병율도 꽤 줄었을걸. 감염성 질환 예방에는 뭐니뭐니해도 손 잘 씻는 게 최고야.

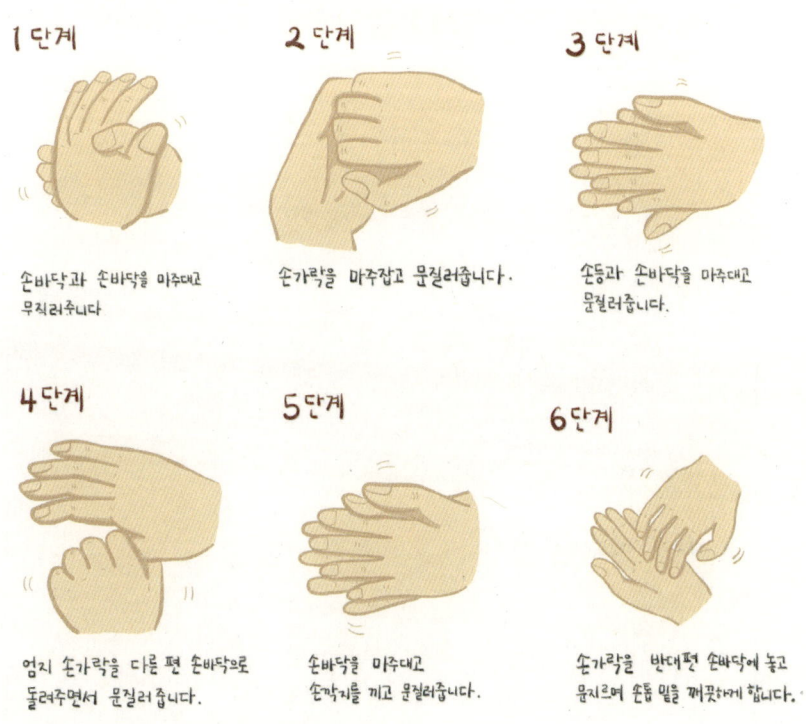

✓ 올바른 손 씻기. 출처: 질병관리본부 보도자료

독감 백신을 맞았는데 왜 감기에 걸릴까?

☑ **닥터정의 제안**
○ **독감 원인 바이러스와 감기 원인 바이러스는 전혀 다릅니다.**
○ **손만 잘 씻어도 독감과 감기를 비롯한 다양한 감염성 질환들을 예방할 수 있어요.**
○ **독감은 지나가는 감기와는 달리 취약환자군에 심각한 건강상 위해를 입힐 수 있어서 대대적으로 예방접종을 국가 차원에서 장려하는 것입니다.**

- 우선접종 권장대상 (예방접종의 실시기준 및 방법-보건복지부 고시 제2016-80호)
  ∨ 만성폐질환자, 만성심장질환자
  ∨ 만성질환으로 사회복지시설 등 집단 시설에서 치료, 요양, 수용 중인 사람
  ∨ 만성간질환자, 만성신질환자, 신경-근육 질환, 혈액-종양 질환, 당뇨환자, 면역저하자(면역억제제 복용자), 아스피린 복용 중인 6개월~18세 소아
  ∨ 65세 이상의 노인
  ∨ 의료인
  ∨ 만성질환자, 임신부, 65세 이상 노인과 함께 거주하는 자
  ∨ 6개월 미만의 영아를 돌보는 자
  ∨ 임신부
  ∨ 50~64세 인구
  ∨ 생후 6개월~59개월

🔊 **관련방송 시즌1 에피소드1. 감기약은 없다**

감기 치료제라는 건 세상에 없다?

감기치료제 음모론

닥터정 요새 감기 환자들이 꽤 늘었어.

황약사 감기 때문에 병원에 가도 의사가 환자한테 별로 해줄 수 있는 게 없잖아?

닥터정 사실 그렇지. 엄밀히 말해서 감기의 치료제는 없으니까.

황약사 독감 예방접종 얘기할 때도 했던 말이지. 감기를 치료한다고 하면 원인이 되는 바이러스를 잡을 수 있는 항바이러스제가 필요할 텐데, 그 종류가 100가지도 넘잖아. 그중에 어떤 건지 알 수가 있나.

닥터정 원인 바이러스가 어떤 녀석인지 찾아내기도 전에 감기가 다 나아버릴지도 모르지.

황약사 그렇지. 감기는 대부분 시간이 약이니까.

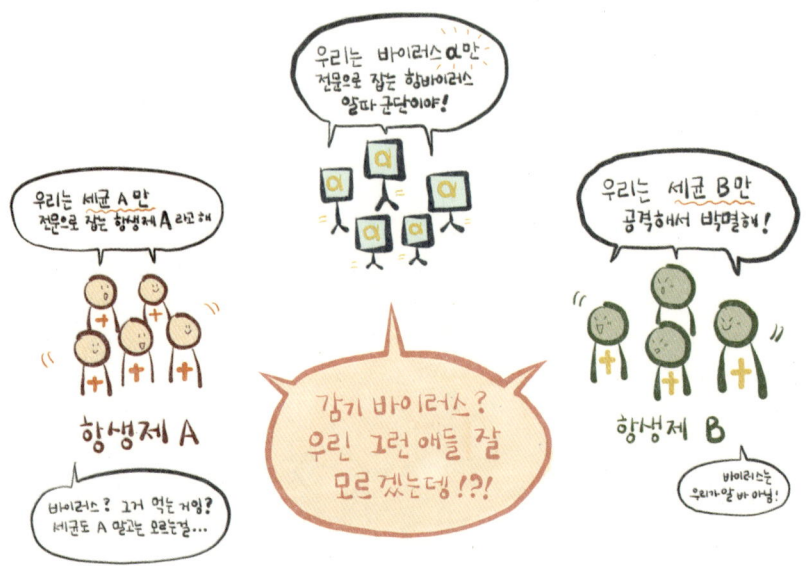

닥터정 감기 때문에 오는 환자들한테 이 약은 감기를 빨리 낫게 해주는 것이 아니라 지금 있는 증상들을 조금 완화시켜줄 뿐이라고 설명하고 있어. 그래서 약을 하루 3번 꼬박꼬박 챙겨 먹지 않아도 되고 증상이 완화되면 안 먹어도 된다고.

황약사 모든 감기에 다 듣고 빨리 낫게 해주는 약이 나온다면 그건 아마 노벨상을 받을지도!

닥터정 그런데 간혹 환자들 중에 약국에서 산 일반의약품으로 도저히 나아지지 않다가 병원에서 지어준 처방약을 먹거나 주사 한 방 맞

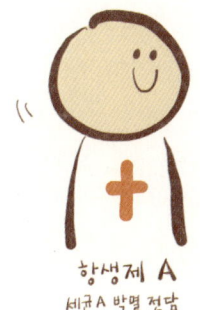

으면 잘 낫는다고 경험을 얘기하는 분들도 있거든.

황약사 　그거야 다 나을 때가 되어서 나은 건데.

닥터정 　하하, 그렇지. 나도 그래서 나은 거라고 설명드리긴 해. 세균성 편도선염, 세균성 중이염, 부비동염 등엔 특정 세균을 죽이는 항생제가 그 치료제 역할을 하기 때문에 처방받은 약을 시간 맞춰서 꼬박꼬박, 모두 챙겨 먹어야 잘 낫게 되는 거잖아. 그런데 감기의 경우엔 증상을 덜어줄 뿐이라 앓는 동안 힘든 걸 좀 덜어주는 역할만 하는 거니까.

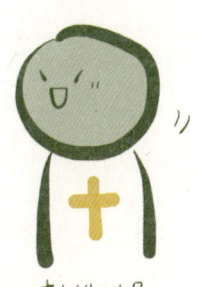

황약사 　그럼에도 불구하고 감기에 걸렸을 때 병원에 가봐야 하는 경우도 있어.

닥터정 　응. 평소와 다르게 증상이 심하거나 기간이 길어지면 병원에 가봐야 하는데, 그건 단순하게 감기 증상을 덜어주는 약 처방을 받기 위해서가 아니야. 지금 나타나는 증상들이 감기가 아닌 다른 질환이 아닌지에 대한 진단이 필요하기 때문이지. 그런 경우가 아니라면 굳이 감기 때문에 병원에 올 필요는 없는 거지.

감기 치료제라는 건 세상에 없다?

황약사 생각해보면 우리는 감기에 걸렸을 때 푹 쉴 수 없는 환경에서 살고 있잖아. 약 먹고 힘내서 일도 하고, 공부도 해야 하니 감기약 소비나 감기 진료가 이렇게까지 늘어난 걸지도.

닥터정 그러게…… 참 안타까운 일이야.

🔊 **관련방송 시즌1** 에피소드1. 감기약은 없다

💊 황약사 노트

○ **감기 바이러스를 죽여 감기를 완치할 수 있는 약은 세상에 존재하지 않습니다.**

• 감기 바이러스는 종류만 100가지가 넘습니다. 제약사에서 감기 바이러스만 잡는 약을 개발할 수 없다는 의미이기도 합니다. 어떤 바이러스 때문에 감염된 것인지 알 수도 없고, 만들어야 할 종류가 너무 많습니다. 게다가 감기는 굳이 바이러스 표적 치료제를 만들지 않아도 증상만 가라앉혀주면 며칠 지나 자연히 치료되기 때문입니다.

○ **감기약의 목적은 감기의 여러 가지 증상을 완화하여 체내의 면역 시스템이 감기 바이러스를 이겨내는 판을 깔아주는 데 있습니다.**

• 대부분의 종합감기약 약품 설명서를 보면 "감기의 제諸증상(콧물, 코막힘, 재채기, 인후통, 기침, 가래, 오한, 발열, 두통, 관절통, 근육통)의 완화"라는 문구가 적혀 있습니다.

• 감기의 원인이 되는 바이러스를 표적으로 하여 제거하는 방법은 현실성 및 경제성이 없기 때문에, 사람들이 생활에 곤란을 겪는 여러 가지 증상들을 가라앉혀 불편함을 겪지 않도록 해주는 것이 종합감기약의 알파이고 오메가입니다.

○ **증상에 따라 반드시 병원에 가야 하는 경우가 있습니다.**

• 감기에 대한 여러 속설들: 감기약엔 항생제를 많이 쓴다, 주사 한 방 맞

으면 잘 낫는다.

- 여기에 대한 닥터정과 황약사의 견해는 "환자 본인이 감기common cold라고 믿는 증상들이 더는 감기가 아닌 급성 상기도 감염acute upper respiratory infection이기 때문에, 거기에 맞는 항생제 처방을 하는 것"입니다.
- 가래나 콧물이 진득하고 누런, 화농성 감염 증상이 보이는 건 감기 바이러스가 할퀴고 지나간 자리에 연이은 세균 감염이 생겼기 때문입니다. 부비동염, 인후염, 인두염 등 다양한 곳에 감염이 생긴 것이고 이는 이제 감기라고 부를 수 없는 상태입니다.
- 보통의 환자들은 이 단계까지 뭉뚱그려 모두 감기라고 부르기 때문에, 초기 감기부터 항생제를 세게 투여해야 된다고 오해하게 됩니다. 감기는 과일을 섭취하고 물을 마시고 푹 자면 되는데 말입니다.
- 종합감기약을 3일 정도 복용했는데도 여전히 증상 때문에 불편하거나, 평소 감기 증상 패턴과 뭔가 다른 느낌이 들거나, 가래나 콧물이 진득하고 누래졌을 경우, 감기가 아닌 다른 감염일 수도 있으므로 감별 진단을 위해 의사의 진료를 받으셔야 합니다.

타이레놀 콜드에스와
그냥 타이레놀은 뭐가 다를까?
이름보다 성분과 용법으로 기억하자

닥터정 유명한 약들 보면 브랜드는 하나여도 종류가 다양한 경우가 있잖아? 예를 들어 타이레놀의 경우엔 타이레놀콜드에스, 타이레놀 ER, 타이레놀500mg처럼 말이지.

황약사 브랜드 확장이라고 하지. 내가 또 경영학 석사잖니? 이미 유명해진 타이레놀 브랜드를 가지고 시장을 확대해나가는 전략이라고 보면 돼.

닥터정 하여간 안 하는 게 없구나! 경영학 석사는 또 언제 땄어? 아무튼 타이레놀500mg이나 타이레놀 ER은 예전에 설명한 그 제형 차이라 치고, 타이레놀콜드에스는 이름으로 미루어보아 감기 증상을 완화시켜주는 성분이 포함되어 있는 모양이지?

황약사 응. 기본 성분은 아세트아미노펜인데 콧물, 코막힘, 기침, 가래 등의 증상을 덜어주는 성분이 같이 들어 있어. 그런데 여기서 주의할 것은 콜드에스정에는 보통 진통·해열 목적으로 먹는 타이레놀 500mg이나 ER 서방정에 비해 아세트아미노펜 성분이 적게 들어 있다는 점이지.

닥터정 그럼 감기에 걸렸더라도 몸살 기운이나 열나는 게 주증상이라면 콜드에스보다는 500mg짜리나 ER을 먹는 게 낫겠지?

황약사 그렇지. 이런 부분을 사람들이 잘 이해하고 약을 먹는 것이 쉬운 일은 아니야. 타이레놀처럼 기본 성분은 같으면서 제형을 바꾸거나 다른 성분을 추가하는 경우도 있는데, 어떤 경우 약 이름만 같고 성분이 완전히 다른 경우도 있어.

닥터정 예를 들면?

황약사 오트리빈 같은 경우인데, 원래 오트리빈 하면 코가 꽉 막혔을 때 뻥 뚫어주는 비강용 스프레이로 알려져 있잖아?

닥터정 그렇지. 즉각적으로 효과가 있어서 진짜 편하고 좋은 약인데 너무 자주, 장기간 사용하는 건 권하지 않지.

황약사 그런 오트리빈이 '오트리빈 베이비 내츄럴'이라고 해서 아가들도 쓸 수 있는 제품이 따로 나오거든.

닥터정 응? 오트리빈 성분은 아주 어린 아기들한테는 안 쓰는데?

황약사 성분이 완전히 달라. 식염수라고 보면 돼. 코가 꽉 막혔을 때

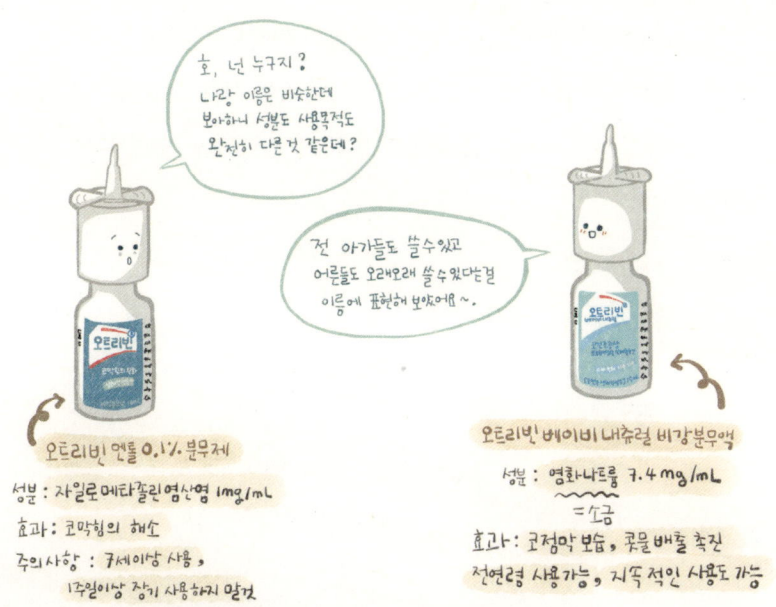

뿌려도 바로 시원하게 뚫리지는 않을 거야.

닥터정 식염수라면 원래의 오트리빈하고는 완전히 다른 약이네. 그냥 꾸준히 보습을 목적으로 사용하는 용도인가보네.

황약사 이런 경우엔 브랜드나 제형은 같은데 성분이 완전히 다른 경우야. 오트리빈 하면 코를 뻥 뚫어주는 이미지가 형성되어 있으니 그걸 확장시켜서 제품을 다양화하는 거지.

닥터정 자주 쓰는 약들은 제품의 이름도 중요하지만 성분이랑 용법에 대해서도 잘 기억해두어야 할 것 같아. 타이레놀만 하더라도 한 번

타이레놀 콜드에스와 그냥 타이레놀은 뭐가 다를까?

에 먹는 양이나 복용 시간 간격이 종류마다 다르니 말이지.

황약사 맞아. 다들 약의 이름을 듣고 떠올리는 사용 목적이나 용법이 있을 텐데 자세히 살펴보면 조금씩 또는 완전히 다를 수 있다는 것을 알아둬야 해.

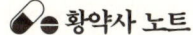 **황약사 노트**

○ **브랜드가 같다고 해서 다 같은 약은 아닙니다.**

• 제약회사도 영리를 추구하는 기업이라 다양한 마케팅 기법들을 시도합니다. 우리나라에서는 처방용 전문의약품의 텔레비전이나 신문 광고를 금지하고 있지만, 약국이나 편의점 상비약으로 판매하는 일반의약품들은 허용하고 있습니다.

• 제품 자체에 대한 광고뿐 아니라 해당 브랜드에 대한 인지도와 충성도를 높이는 광고도 있습니다. 음료수처럼 알려져 있는 자양강장제 박카스의 경우도 제품 자체에 대한 광고가 아니라 박카스라는 브랜드에 대한 광고를 시리즈로 방영하여 화제가 된 적이 있습니다.

• 브랜드에 대한 인지도와 충성도를 높인 후에 '브랜드 확장'이라는 전략을 씁니다. 기존의 브랜드로 쌓아놓은 인지도를 바탕으로 새로운 시장에 도전하는 것입니다. 타이레놀도 원래의 진통제 영역에서 생리통약이나 종합감기약 같은 쪽으로 브랜드 확장을 꾀한 것이라 볼 수 있습니다. 타이레놀뿐 아니라 여러 제약사에서 기존에 자신들이 가지고 있던 브랜드를 확장하는 방법을 많이 씁니다.

• 의약품인 경우 문제가 될 수 있는데, 별도의 기능을 하는 약이거나 별개의 성분인데도 마케팅 정책에 따라 같은 이름으로 묶어놓을 수가 있기 때문입니다. 오트리빈과 오트리빈 베이비 내츄럴이 그런 예입니다. 둘 다 코에 관련한 증상에 쓰는 약이지만, 이름만으로는 이것이 비충혈 제거를 통한 코막힘 완화에 쓰는 약인지, 코 점막 보습을 위한 생리식염수 스프레이인지

타이레놀 콜드에스와 그냥 타이레놀은 뭐가 다를까?

알 수 없습니다. 오트리빈 베이비 내츄럴은 이름 때문인지 환자들에게 소아 전용이라는 선입견을 주어, 황약사가 근무하는 병원에서도 별도의 추가 제품을 도입한 사례도 있습니다.

- 따라서 현재 복용하는 약에 대해 의사나 약사와 상담할 때 타이레놀, 오트리빈 같은 브랜드명으로 설명하면 충분하지 못한 경우가 발생할 수 있습니다. 사용하는 의약품의 포장박스나 설명서 등을 갖고 있다가 나중에 진료받거나 상담할 때 가져가면 많은 도움이 됩니다.

☑ **닥터정의 제안**
자주 먹는 약들은 성분과 용량, 용법을 잘 알아둡시다.

고혈압약은 최대한 늦게 먹어라?
혈압약 소문의 진상

닥터정 넌 건강검진 제때 잘 받고 있어?

황약사 음…… 공단에서 하는 직장검진은 받으라는 대로 받고 있지.

닥터정 우리 나이엔 건강검진 잘 챙겨야 해.

황약사 맞는 말이긴 해. 40대면 각종 만성 질환들이 슬슬 시작될 나이이니까.

닥터정 며칠 전에 30대 중반의 환자 한 분이 건강검진 결과를 가지고 의원에 찾아왔는데, 혈압이 160/90으로 높게 나온 거야.

황약사 헉, 고혈압이네.

닥터정 응. 병원에서 고혈압 2차 검진을 받으라고 안내문이 왔는데,

가기 전에 나한테 먼저 찾아왔더라고.

황약사   아무래도 확진되는 게 겁이 나니까.

닥터정   살면서 혈압을 재볼 일이 없어서 본인 혈압이 높다는 걸 상상도 못했대. 증상도 없었는데 이렇게 혈압이 높을 수가 있냐며 당황하시더라고. 다시 쟀더니 150/90으로 여전히 높았어.

황약사   얼른 혈압약을 드셔야겠네.

닥터정   환자는 정상 체중에 식생활이나 생활습관이 나쁜 편이 아니었어. 다만 부모님이 다 고혈압약을 드시고 있고, 검진 결과상 콜레스테롤 수치도 높아 혈압약을 드셔야겠다고 말씀드렸지. 그랬더니 지금부터 먹기 시작하면 평생 먹어야 하는 게 아니냐며 웬만하면 안 먹고 싶다는 거야.

황약사   응. 그런 얘기 많이 하지. 최대한 미뤄야 한다고.

닥터정   맞아. 그런 분들 하도 많아서 설득하는 노하우가 점점 늘고 있을 정도야. 지금 얘기한 환자분은 고혈압 가족력도 있고 운동이나 식생활에서 더 개선할 부분이 없어 고혈압약 복용을 하게 될 확률이 높아. 하지만 비만이거나 나쁜 식생활, 생활습관을 가진 분들의 경우엔 체중감량이나 식생활개선으로도 혈압약을 끊게 되는 경우가 꽤 있다고 말씀드리곤 해.

황약사   중요한 건 끊을 수 있는 가능성이 있다 하더라도 그런 여건이 만들어지기 전까지는 혈압약을 먹어야 한다는 점이야. 높은 혈압이 유

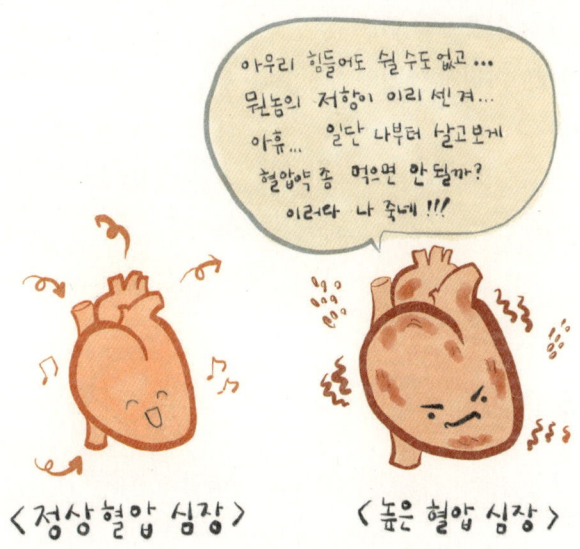

지되는 한 심장과 혈관은 계속 부담을 질 수밖에 없으니까.

닥터정 그 부분이 설득할 때 유용하게 작용해. 혈압이 높은 채로 몇 달, 몇 년을 지내게 되면 심장과 혈관은 높은 압력을 그대로 감당해야 하고, 그러는 과정에서 손상되기 때문에 약은 빨리 먹기 시작할수록 좋다고 말이지.

황약사 혈압약에 대한 이런 얘기도 약은 오래 먹으면 무조건 나쁘다는 편견에서 시작되는 것 같아. 혈압약이나 당뇨약처럼 평생 먹어야 하는 약들은 몸에 무리를 줄 만한 부작용은 거의 없는데 말이지. 그리고 약이 일으키는 부작용보다 높은 혈압을 방치해서 생기는 문제가 훨씬 크다는 것도 설명해야 해.

닥터정   이것이야말로 예전에 얘기했던 '위험-이익 평가'의 대표적인 예가 아닐까?

🔊 **관련방송 시즌1** 에피소드14. 고혈압약의 기준이 낮아지는 것은 제약회사의 음모다

🔴 황약사 노트

○ **혈압이 높은 상태로 방치하면 수도 파이프가 터집니다!**
- 혈압이란 혈액이 혈관벽에 가하는 압력입니다. 전압=전류×저항인 것과 마찬가지로, 혈압=심박출량×혈관저항입니다.
- 우리 몸에서 심장은 펌프, 신장은 하수처리장, 혈관을 수도관에 비유하는 생리학 교수님들이 많습니다. 환자에게 설명할 때도 같은 방법으로 설명을 합니다. 압력이 높아진다는 건 1.펌프질이 과도하여 물을 많이 보내거나 2.하수처리장이 제대로 처리를 못해 역류하거나 3.수도관에 때가 많이 껴서 물을 제대로 못 흘려보내거나 하는 상태 중 하나입니다. 이 상태가 계속되면 수도관이 터집니다.
- 사람 몸으로 생각하면 수도관이 터진다는 것은 혈관이 터지는 뇌졸중과 같습니다. 터지지 않더라도 뇌, 심장, 신장 등에 장애를 주어 다양한 합병증을 유발합니다.
    - ∨ 심장: 신부전, 허혈성 심장질환(협심증, 심근경색)
    - ∨ 뇌: 뇌혈관 장애(뇌경색, 뇌출혈, 일과성 뇌허혈발작)
    - ∨ 신장: 신장경화증(콩팥 혈류 저하, 세뇨관 중심 허혈성 위축→체액조절 불가)
    - ∨ 고혈압성 망막증(안압 조절하는 안약 쓰게 됨)

○ **고혈압의 완치는 약을 끊는 것이 아니라 고혈압으로 인한 합병증 없이 평온하게 지내는 것입니다.**
- 고혈압은 본태성과 2차성으로 나눕니다. 2차성은 원인이 명확한 것(신장

고혈압약은 최대한 늦게 먹어라?

병이나 내분비 호르몬 이상, 뇌종양, 아니면 피임약이나 코카인 등으로 인해 혈압이 올라감)으로, 원인을 제거하면 다시 혈압이 정상으로 돌아와서 완치가 됩니다.
- 명확한 원인이 없는 것이 본태성(1차성)인데, 혈압은 높지만 이유를 모르기 때문에 평생 관리해서 위험하지 않도록 혈압을 낮춰줘야 하는 것입니다.
- 혈압은 심박출량×혈관저항입니다. 혈압을 낮추려면 심장이 더 뛰거나, 말초혈관에서 피가 버티고 있지 못하게 하거나, 신장에서 빠져나가는 일이 없도록 하면 되는데, 이걸 약과 생활습관 관리로 합니다.
  - ∨ 생활습관 관리는 다들 익히 아시는 방법들. 술과 담배를 끊고, 유산소 운동하고, 체중 줄이고, 싱겁게 먹는…… "그런 말은 나도 하겠소, 의사 양반"의 범주입니다.
  - ∨ 약은 의사가 환자의 현재 다른 공존 질환 상태와 혈압측정치 등을 종합적으로 고려해서 진료지침을 참고하여 정합니다. 주기적으로 환자 상태를 점검하여 치료계획을 변경하기도 합니다. 고혈압약이라고 뭉뚱그려 하나로 부를 만한 것이 없고, 약물 작용 기전별로 다양하기 때문에, 그때그때 의사와 약사에게 설명을 들어두는 것이 좋습니다.

○ **약을 먹지 않아도 되는 것을 '완치'의 조건이라고 볼 수 없으며, 관리는 평생 해야 합니다. 약 없이도 조절 가능한 상태가 될 수는 있지만, 이건 그냥 '휴약' 상태입니다.**

- 고혈압의 치료목표는 혈압을 낮추는 것 그 자체가 아닙니다. 혈압이 더 높아지지 않게 유지하여, 위에서 말한 각종 합병증이 가능한 한 나타나지 않도록 관리하는 것입니다. 사고가 터지기 전에 미리 예방하는 것입니다.

- 약을 복용하는 것 자체에만 초점을 맞춰 "오늘은 혈압이 정상범위니까 약을 안 먹어도 되겠지?" 식으로 관리하는 분들이 있는데, 위험한 줄타기라고 볼 수 있겠습니다. 안전점검, 오늘 하루는 안 해도 되겠지 하는 마음이 사고를 부릅니다.

생리통엔 진통제? 진경제?
답은 복합제다

닥터정 얼마 전에 텔레비전에서 광고를 보는데 '배 아플 땐 부스코판' 이러는 거야. '아니, 배가 아픈 이유가 얼마나 다양한데 저렇게 광고를 하지?' 생각하면서 사람들한테 저런 광고를 보면 배 아플 때마다 부스코판이 떠오르는지 물어봤어.

황약사 그랬더니?

닥터정 의외로 사람들이 그 광고 카피를 들어본적 없다고 하더라고. 아마 내가 업계 종사자이다 보니 예민하게 들었던 것 같아. '두통, 치통, 생리통엔, 맞다! 게보린' 정도의 역사와 전통을 자랑하지 않는 이상…… 부코스판 같은 경우는 그다지 인상적이지 않았나 봐.

황약사 사실 부스코판 플러스가 진경제랑 진통제가 섞여 있는 거니

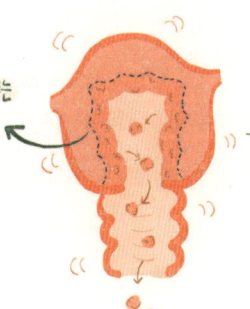

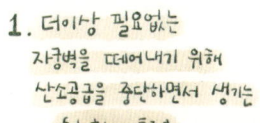

〈 생리통은 이렇게 생겨요 〉

웬만한 복통에는 다 듣는다고 볼 수도 있잖아.

닥터정 장은 가스가 차서 늘어날 때 통증을 느끼고 진경제는 그런 장을 진정시키는 역할을 하니까 아무래도 통증을 효과적으로 완화시켜 주겠지.

황약사 부스코판 플러스는 기존의 부스코판 진경제에 타이레놀이 합쳐져 있는 거라 더 효과적이라고 볼 수 있지.

닥터정 그런데 여기서 재밌는 게, 내가 진료하면서 생리통 심하게 호소하는 분들한테 종종 진경제랑 진통제를 같이 처방하거든?

황약사 그게 부스코판 플러스지 뭐야.

닥터정 그러니까. 생리통이라는 게 생리혈을 내보내기 위해 자궁이

수축하면서 생기는 통증+자궁벽의 조직을 떨어뜨리기 위해 일부러 혈관 공급을 끊어버리면서 생기는 통증이잖아? 그래서 진통제랑 진경제를 같이 복용하면 통증이 효과적으로 조절되는 분들이 많아.

그런데 나는 일반의약품들에 대한 정보는 아무래도 너에 비해서는 좀 둔감해서 말이지. 그래서 급할 땐 약국에서 타이레놀이랑 부스코판을 사서 먹으라고 했지 뭐야. 그런데 둘이 합쳐진 약이 이미 있는 거잖아.

황약사　약국에서 알아서 부스코판 플러스로 바꿔주지 않았을까?

닥터정　나도 앞으로는 더 민감하게 일반의약품 정보들을 업데이트해야겠어.

🔵 황약사 노트

○ **생리통에 사용하는 약들은 진통제 외에 다른 성분을 포함하는 복합제인 경우가 많습니다.**

- 브랜드 확장 전략의 일환인데, 부스코판과 부스코판 플러스의 관계는 타이레놀과 우먼스타이레놀 같은 형태지만, 부스코판 플러스라는 이름이 사실 직관적이지는 않습니다. 부스코판을 더 좋게 만든 약인가? 하고 생각하기 쉽습니다.

  ˅ 부스코판 당의정의 허가받은 효능, 효과-"다음 질환에 있어서의 경련 및 운동기능 항진: 위·십이지장궤양, 식도경련, 유문연축, 위염, 장염, 장산통, 경련성 변비, 기능성 설사, 담낭염, 담관염, 담석증, 담도이상운동증, 담낭절제후의 후유증, 요로결석, 방광염, 월경곤란, 연령, 증상에 따라 적절히 증감한다."

  ˅ 부스코판은 스코폴라민, 부스코판 플러스는 스코폴라민에 아세트아미노펜을 추가한 것인데, 허가받은 효능 효과를 읽어보면, 부스코판에 해당하는 증상 외에도 여성생식기계 기능장애 및 경련성 동통이라는 항목이 추가되어 있습니다. "위장관계 질환의 발작성 동통 또는 담도계, 비뇨기계, 월경곤란증 등 여성생식기계의 기능장애 및 경련성 동통"

- 우먼스 타이레놀은 아세트아미노펜에 파마브롬이라는 성분을 추가한 것입니다. 파마브롬은 약의 작용 원리상 이뇨제에 해당합니다. 이뇨제라고 부르는 약들은 오줌뿐 아니라 부종, 즉 물이 찬 것을 빼는 데 많이 쓰이고, 혈압약으로 쓰기도 합니다. 월경 전 증상에 해당하는 긴장증, 부종, 경련 등의

증상을 완화하는 용도로 쓸 수 있는 것이나 복합제를 따로 만든 것입니다. 이 경우도 우먼스 타이레놀을 여성용 진통제라고 막연하게 생각하면 곤란하니, 자세한 용도를 확인해두는 것이 좋습니다.

☑ **닥터정의 제안**
생리통은 허혈성 통증과 경련성 통증의 조합이므로, 진통제와 함께 진경제를 복용해주면 효과가 좋습니다.

유산균이 좋다던데요?
프로바이오틱스 이야기

닥터정 요새 영양제에 대해서 묻는 사람들이 얼마나 많은지 몰라.

황약사 오호, 영양제 하면 내가 또 할 말이 많은데 말이지.

닥터정 영양제가 그때그때 유행 같은 게 있는 것 같아. 몇 년 전만 해도 오메가3에 대한 문의가 많았는데 요새는 프로바이오틱스probiotics에 대한 문의가 많아.

황약사 사람들이 프로바이오틱스가 무슨 뜻인지나 알고 있을까? 그저 영양제 성분 이름 정도로 알고 있을 것 같아.

닥터정 아, 그럴지도 모르겠다. 프로바이오틱스는 굉장히 광범위한데…….

황약사 프로바이오틱스는 정장제라고도 하는데 넓은 의미로는 우리

몸에 도움이 될지도 모르는 미생물들을 다 포함해. 요즈음에는 주로 장내 미생물에 초점이 맞춰지는 것 같더라. 메치니코프 박사가 불가리아 사람들이 요구르트를 마시는 것과 그들이 오래 사는 것이 관계 있다고 생각하면서 이 용어를 쓰기 시작한 거지.

닥터정 아하, 그 메치니코프! 그래서 그 요구르트 이름이 불가리스구나.

황약사 프로바이오틱스라고 해서 나오는 영양제들은 장내에서 좋은 역할을 하는 것으로 알려진 유산균주들을 캡슐이나 가루 형태로 만들어서 복용하는 거야. 그러면 이것들이 장에 가서 대변을 원활하게 볼 수 있게 도와준다고 해.

닥터정 예전에 캡슐이 이중코팅이 돼서 살아서 장까지 간다는 광고를 본 것 같은데. 실제로 그 균들이 살아서 장까지 가는 게 가능한가?

황약사 제형에 따라서 혹은 위장관 내 상황에 따라서 다르겠지? 살아서 무사히 도착하는 애들도 있고 죽어서 도착하는 애들도 있고.

닥터정 그런 정장제들 보면 캡슐 하나에 유산균 1억 마리씩 들어 있다고 하던데. 다 죽어서 도착한다면 그게 무슨 소용일까.

황약사 꼭 그렇지만도 않아. 정장제 중에 애초에 죽은 균이 들어 있는 경우도 있어.

닥터정 엥? 처음부터 죽어 있다는 거야?

황약사 응. 균들이 처음부터 죽어 있든 혹은 가는 과정에 죽든 균의

사체가 장에서 흡수되면 그게 우리 몸의 면역 체계에 어떤 영향을 미칠 수 있다는 연구결과들도 있거든.

닥터정 그래서 요새 프로바이오틱스가 면역에 영향을 미친다고들 하는구나. 아토피나 알레르기 관련 질환들에 도움이 된다는 광고도 많이 본 것 같다.

황약사 뭐 정장제 광고만 본다면야 그야말로 만병통치약이지. 솔직히 말해서 요새 그 수많은 영양제 광고들을 보고 있자면 살면서 아플 일이 없지 싶어. 무병장수할 것만 같아.

닥터정 뭐가 좋다더라 하는 건 소문도 엄청 빨리 퍼지잖아. 사람들은 뭐가 어디에 좋다고 하면 다른 건 살펴보려고 하지도 않고 딱 그 문장만 선택적으로 접수하니까.

황약사 장내 유익한 세균들이 배변에 도움이 되는 건 입증된 사실이기는 해. 그런데 정장제에 들어 있던 균들이 살아서 장까지 간다는 보장도 없고, 살아서 도착했다 하더라도 장 내에서 잘 자리 잡고 살 수 있다는 보장도 없어.

닥터정 그래도 정장제 먹고 배변이 좋아졌다는 사람들도 있기는 하잖아.

황약사 물론 있지. 그런데 정장제 종류도 워낙 많고 사람들 장내 환경이 개인마다 워낙 달라서 일반화하기는 어려워. 내 생각엔 정장제 먹고 나아진 사람들은 계속 먹고 딱히 도움을 못 받은 사람들은 그만 먹는 게 나을 것 같아.

닥터정   나는 그걸 모든 영양제에 확대 적용해야 한다고 생각해. 영양제를 먹고 도움을 받았다면 계속 먹고, 별 도움을 못 받았다면 계속 먹을 이유가 없는 거지.

황약사   휴, 영양제에 대해선 할 말이 많지만 오늘은 여기까지!

🔊 **관련방송 시즌1** 에피소드18-2. 유산균은 만병통치약?

🔋 황약사 노트

○ 장내 유익균인 유산균은 배변기능 활성화에 도움을 주는 것이 입증되었으며, 항생제로 설사 유발 가능성이 있을 때 처방약으로 쓰는 이유입니다.

> 젖산균lactic acid bacteria: 글루코오스 등 당류를 분해하여 젖산을 생성하는 세균으로 유산균이라고도 한다. 젖산발효에 의해 생성되는 젖산에 의해서 병원균과 유해세균의 생육이 저지되는 성질을 유제품·김치류·양조식품 등의 식품제조에 이용한다. 또, 포유류의 장내에 서식하여 잡균에 의한 이상발효를 방지하여 정장제整腸劑로도 이용되는 중요한 세균이다. 그람양성균이며, 통성혐기성 또는 혐기성이다. 락토바실루스속과 스트렙토코쿠스속에 여러 종류가 알려져 있다.
> (출처: 두산백과)

• 유산균은 포도당을 에너지원으로 써서 50% 이상의 젖산을 대사 산물로 생성하는 세균입니다. 젖산을 생성하여 유산균이 아닌 다른 세균을 죽이는 역할을 합니다. 유산균은 원래 우리 장내에 공존하며 사는 세균이므로, 외부에서 다른 병원균이 들어 왔을 때 비정상적인 세균 증식을 억제하는 역할을 합니다.

• 최근 프로바이오틱스 정장제가 소위 '핫'한 영양제로 떠오르는 중입니다. 장에 살고 있는 어마어마하게 많은 균들의 밸런스가 깨지면 변비, 설사, 소화불량 등의 증상이 나타나는데, 그 증상을 개선해주기 위한 영양제처럼 많은 분들이 먹고 있습니다.

• 처방용으로 많이 사용하는 유산균 정장제의 경우 허가받은 효능, 효과는 "정장, 변비, 묽은 변, 복부팽만감, 장내이상발효"입니다. 여기서 정장이란

장을 청소하여 깨끗하게 한다는 의미입니다.

• 임상현장에서 가장 널리 응용하는 분야는 항생제 복용으로 인해 장내 정상 세균총이 파괴되어 설사를 하는 경우 유산균을 보충해주어 설사 유발 가능성을 줄이는 데 씁니다. 정상세균 균총이 파괴되어 이상한 균들이 들어와 장염, 설사 등을 일으킬 때 정상세균균총인 유산균을 대량 살포한다는 이론이지만, 사실 아직 논란 중이긴 합니다.

• 여성의 만성 질염에도 질내 상재균인 유산균을 보강해주면 좋다고 해서 산부인과에서도 먹는 유산균 제제를 처방하는 경우도 있습니다.

○ **판매사 측에서 유산균 제제의 응용분야라고 주장하는 것들은 아직 의약품 허가시의 엄격한 임상시험을 거친 것이 아닌, 가설에 가까운 영역입니다.**

• 현재 유산균은 여전히 응용 분야가 연구 중에 있습니다.

• 알레르기 질환이 많아지는 걸 '위생가설: 너무 깨끗해서 알레르기가 생긴다'와 같은 논리로 설명하는 것처럼. 프로바이오틱스가 면역의 균형을 잡아준다며 제품을 판매하는 회사들이 많습니다.

• 우리나라에서는 일반의약품으로 허가를 받고 처방용도로 사용할 수 있는 유산균 정장제도 있지만, 미국이나 유럽에서는 천연물로 취급하고 있습니다. 약초 같은 것과 비슷한 상태란 이야기입니다.

• 천연물의 연구결과를 집대성해놓은 Natural medicines comprehansive database에서 유산균 정장제 관련 내용을 검색해보면, 효과가 있다는 긍정적인 연구결과가 나온 분야로 감염성 장질환, 요로감염, 과민성 대장증후군, 감기 정도를 들고 있습니다.

- 유산균 정장제 광고에 등장하는 아래와 같은 문구들은 현재 임상 연구 결과로, 입증된 것들이 아닙니다.
  - ∨ 체내 독성 물질 중화/배출 → 체내 독성 물질에 대한 정의가 모호함.
  - ∨ 콜레스테롤 형성과 대사에 관여 → 사례 연구 수준에 머물고 있음.
  - ∨ 면역 증강작용 → 환자들이 말하는 면역 증강은 의학적인 영역에서 말하는 면역과 다름.
  - ∨ 소화효소, 비타민 B1, B2, B6, B12, 니코틴산, 비오틴, 이노시톨, 엽산, 비타민 K, 토코페롤 등 생성 → 실험실 연구 수준의 근거만 있음.
  - ∨ 돌연변이(암세포, carcinogen) 억제효과, 발암물질 분해 배설 촉진 → 암환자들의 경우 아직 연구되지 않은 분야나 천연물 등에 큰 관심을 가지는 경우가 많은데, 아직 효능이나 효과 안전성이 입증되지 않은 분야.
- 의약품으로 허가받기 위해서는 여러 단계를 거쳐 동물 실험 및 사람에 대한 임상시험으로 입증해야 합니다. 위에서 말한 분야들은 그런 입증이 되어 있지 않은 상태입니다.
- 임상 현장에서 일하는 사람의 입장에서 "이론적으로는 이럴 수도 있다, 실험실 연구를 해보니 이렇더라, 동물실험을 해보니 좋은 결과가 나왔다" 하는 말은 곧 "현재 사용하고 있는 의약품처럼 입증하지 못했다"라는 뜻입니다. 연구개발을 하는 이에게는 흥미로운 주제겠지만, 환자 치료에 종사하는 사람 입장에서는 "지금은 곤란하다. 기다려달라" 정도의 의미 외에는 없습니다.

☑ **닥터정의 제안**

어떤 성분의 효과에 대해 '이러이러한 가능성이 있다'는 식의 가설은 도움을 줄 수도 있다는 의미와 도움이 안 될 수도 있고, 도움은커녕 원치 않은 효과로 피해를 볼 수 있다는 것까지 모두 내포하고 있습니다.

연고, 얼마만큼 발라야 할까?
핑거 팁 유니트 FTU

닥터정 연고를 바를 때 피부에 스며들 정도만 바르는 사람도 있고 피부 위에 두껍게 얹어놓는 사람도 있는데, 어느 정도 양을 발라야 되는 걸까?

황약사 적당히 발라야지.

닥터정 아 그러니까, 그 '적당히'가 대체 어느 정도냐고.

황약사 흐음. 그게 말이지. 엄밀히 말하면 부위마다 달라.

닥터정 그런 말은 나도 하겠어.

황약사 쳇, 그럼 아주 구체적으로 설명해주지. 연고가 나오는 구멍의 지름이 5mm라고 했을 때, 그걸로 검지 제일 끝 한마디 길이만큼 짜낸

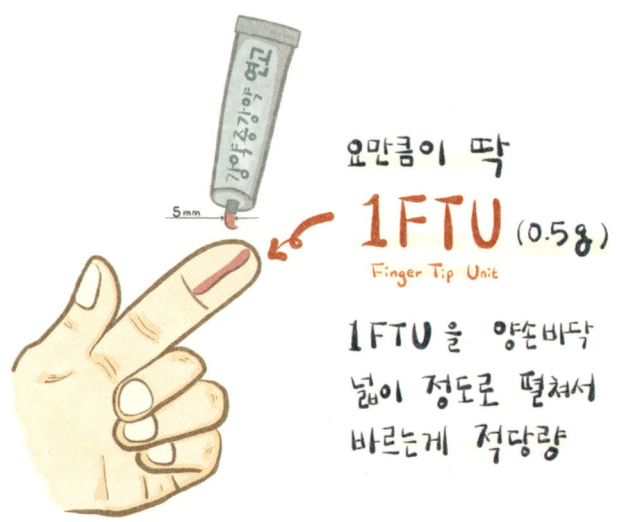

양을 1FTU(finger tip unit)라고 하거든. 1FTU가 딱 양 손바닥을 바를 만큼의 양이야.

닥터정   그게 실제로는 몇 g정도야?

황약사   2FTU이 1g이라고 보니까 1FTU은 0.5g?

닥터정   그럼 양쪽 손바닥 전체를 바르는 데 0.5g을 쓰면 된다는 거네.

황약사   그렇지. 양쪽 손바닥과 손등을 다 바른다고 한다면 2FTU, 즉 1g을 쓰는 거고.

닥터정   그럼 연고를 어느 정도 바를지 고민할 때는 바를 면을 손바닥 넓이랑 비교해서 생각하면 되겠네!

황약사 그렇지. 예를 들어 무좀 연고를 양쪽 발바닥 전체에 바른다고 생각해봐. 양쪽 발바닥은 1.5FTU야. 평균적으로 양 발바닥의 넓이가 양 손바닥 넓이의 1.5배정도 된다고 보는 거지.

닥터정 그러면 양쪽 발바닥 전체에 바르려면 검지 끝마디 길이의 1.5배 정도를 짜서 바르면 된다는 거지.

황약사 15g짜리 라미실 크림을 사용한다면 그걸 얼마나 쓸 수 있는지 계산도 가능해.

닥터정 음, 15g이면 30FTU잖아. 하루 한 번 양쪽 발바닥 전체에 바른다고 하면 하루에 1.5FTU씩 쓰게 되니까 20일 동안 쓸 수 있는 양이네.

황약사 맞아. 그래서 연고를 바를 부위를 손바닥 면의 크기랑 비교해서 바를 양이랑 사용할 수 있는 기간을 가늠할 수 있어. 그런데 실제로는 연고를 바를 부위가 손바닥 면보다 넓을 일이 별로 없단 말이지.

닥터정 맞아. 연고를 바를 부위가 좁다면 진짜 말 그대로 적당히 발라야지 뭐. 그런데 가끔 연고를 바른다기보다는 덩어리째 얹어 놓는 사람들 보는데 그런다고 효과가 더 있는 건 아니잖아?

황약사 접촉한 면의 약만 흡수되는 거니까 굳이 그렇게 얹어놓을 필요는 없어.

🔊 **관련방송 시즌1** 에피소드5. 바르는 약의 모든 것

연고, 얼마만큼 발라야 할까?

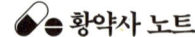
황약사 노트

○ **연고, 크림 등 외용제를 바르는 기본 용량 단위를 FTU라고 합니다.**
- 우리말로 정확히 어떻게 번역하고 있는지 모르겠지만, 의료인들은 그냥 FTU라는 약어를 씁니다. mg, kg, cm등과 마찬가지로 통용하는 단위입니다.
- 한쪽 손바닥=0.5FTU=검지 마지막 마디의 절반=0.25g에 해당한다고 생각하시면 됩니다.

○ **각 부위별 용량 권장표는 아래와 같습니다.**

부위	FTU	부위	FTU
두피	3	한쪽 발	1.5
얼굴이나 목	2.5	한쪽 다리	8
한 손	1	엉덩이	4
한쪽 팔	4	무릎	1
팔꿈치	1	몸통	8
양쪽 발바닥	1.5	성기(남자)	0.5

- 진료 지침이나 전문가 견해에 따라 달라질 수 있습니다.

로션, 크림, 연고 뭐가 다를까?
바르는 약의 모든 것

닥터정　요새 화장품 종류가 왜 그렇게 많은지 원. 무슨 토너, 로션, 크림, 에센스…… 뭐가 뭔지 하나도 모르겠어.

황약사　흐흐, 너랑 화장품은 영 안 어울리기는 해.

닥터정　그렇게까지 말할 건 없잖아. 쳇!

황약사　그래도 명색이 의사인데 로션과 크림 정도는 구별해줘야 하는 거 아냐?

닥터정　아니, 내가 의사인 거랑 화장품 종류 구별할 줄 아는 거랑 무슨 상관인데?

황약사　잘 생각해봐. 너 처방할 때 로션, 크림, 연고 이런 애들 쓰지 않아?

닥터정   아, 그렇지. 화장품에만 로션, 크림이 있는 게 아니라 바르는 약도 그렇게 구별하지.

황약사   화장품이나 약이나 구별하는 기준은 똑같아. 제형에 따라 그렇게 부르는 거잖니. 화장품 이름이 아니라고.

닥터정   아, 서방정, 당의정, 캡슐처럼 로션, 크림, 연고라는 단어가 제형을 의미한다는 거지?

황약사   응. 우선 로션이 가장 묽은 제형이야. 바르고 나면 수분은 마르고 약 성분만 피부에 남아서 작용하지.

닥터정   피부 표면의 문제를 해결할 때 써야겠네?

황약사   그렇지. 크림은 4가지 제형 중 가장 침투가 잘돼. 약성분이 피부 안쪽까지 전달되어야 할 때 써. 우리는 튜브 형태로 되어 있는 바르는 약은 다 연고라고 부르는데 잘 살펴보면 크림인 경우가 많아. 무좀약의 대명사인 라미실도 크림이야.

닥터정   하긴 라미실이 연고였다면 하루 종일 발바닥이 미끌미끌할 거야. 연고는 바르고 나면 시간이 지나도 바른 부위가 계속 미끌미끌한 느낌이거든.

황약사   연고는 글리세린 같은 기름진 성분을 기본적으로 사용해서 만들기 때문에 크림보다 훨씬 미끌미끌해. 덕분에 씻기지 않고 피부에 오래 머물러 있어. 침투력이 크림보다 좋지는 않지만 천천히 오랫동안 전달해서 흡수율이 가장 높지.

닥터정   두피에 문제가 있을 때 연고를 바르면 아마 머리가 엄청 떡 질 거야.

황약사   그래서 두피에 바르는 약은 물에 잘 씻기는 용액이나 겔 형태로 나오지. 연고 성분을 사용하면 모공이 막혀서 염증이 생길 수도 있거든. 부위와 용도에 따라 제형도 잘 골라서 사용해야 해.

닥터정   약에 대해서는 이렇게 이해가 쏙쏙 잘 되는데, 화장품에 대해서는 다시 생각해봐도 잘 모르겠단 말이지.

황약사   그게 네가 홍대, 연남동 같은 핫플레이스에서 화장도 안 하고 좀비처럼 걸어다니는 이유다! 이 녀석아!

닥터정   -_-;

🔊 **관련방송 시즌1** 에피소드5. 바르는 약의 모든 것

로션, 크림, 연고 뭐가 다를까?

황약사 노트

○ **피부과에서 처방해주는 로션, 크림, 연고, 용액은 화장품 만들 때 사용하는 기술과 같습니다.**
- 용액이 가장 묽은 것이며, 표피에 넓게 바르는 용도로 씁니다.
- 로션은 "피부에 수분을 주어 피부 표면을 다듬는 화장수. 알코올 성분이 많다"라고 사전에서 설명하고 있습니다. 수분은 날아가고 유효성분만 피부에 남아 작용하게 하는 것으로, 피부에 국소적으로 작용시킬 때 사용합니다.
- 크림을 사전에서 찾아보면 "피부나 머리 손질에 쓰는 기초화장품. 유제乳劑, 유지乳脂, 납, 글리세린 따위를 섞어 유화乳化하여 만든다"라고 되어 있습니다. 의약품 크림도 화장품과 같은 방법으로 만드는데, 피부 침투력이 좋아서 피부 속 혈관까지 약을 실어 나르는 용도로 씁니다.
- 연고는 "의약품에 지방산, 바셀린, 수지樹脂 따위를 섞은 반고형半固形의 외용약. 부드러워 피부에 잘 발리며, 외상外傷이나 피부 질환의 치료에 쓰인다"고 되어 있습니다. 기름에 약을 섞어 놓은 것이라 보면 되고, 피부 침투력은 크림보다 나쁘지만 서서히 오래 침투할 수 있습니다.
- 화장해보신 분이라면 평소 본인이 사용하는 용도별 화장품을 떠올려보십시오. 피부과나 약국에서 처방해준 외용제의 용도를 짐작할 수 있을 겁니다.

○ **부위와 증상에 따라 로션, 크림, 연고를 잘 선택해서 발라야 해요. 의사나 약사의 도움을 받아서 사용하세요.**
- 두피 지루성 피부염에 더모베이트라는 약을 많이 쓰는데, 두피는 범위가

넓기 때문에 표피에 넓게 바르는 용도의 약 즉 더모베이트액을 주로 사용합니다. 더모베이트액의 효능 효과를 설명서에서 찾아보면 "주로 두부의 피부질환(습진), 피부염균, 건선"이라고 되어 있습니다.

• 그런데 동일한 클로베타솔 성분(스테로이드의 일종)의 더모베이트 연고도 있습니다. 같은 성분이지만, 더모베이트 연고의 효능 효과를 설명서에서 찾아보면 "습진·피부염균(진행성 지장각피증, 만성단순태선, 광피부염을 포함), 양진군(구진두드러기 포함), 손·발바닥농포증, 건선"이라고 되어 있습니다. 만성 피부질환이고 범위는 두피처럼 넓지 않지만 피부에 약을 오래 머물게 하는 쪽이 유리하기 때문에, '연고'라는 제형을 쓴 것입니다.

• 환자들 중에 용액과 연고의 차이를 이해하지 못해서 더모베이트액과 연고를 같이 처방하면, 보통 액이 손실분이 많아 일찍 떨어지게 마련이라서 머리에 연고를 발라 머리에 떡이 지는 경우도 있습니다.

• 로션을 쓰고 나서 연고를 바르면, (기름에 약을 녹여놓은 것이 연고이므로) 연고의 지용성 성분이 희석되어 약이 피부로 퍼지지 않습니다. 혹시 두 가지를 동시에 처방받았다면 주의가 필요합니다.

○ 연고라고 다 똑같은 것이 아닙니다.

• 파스라고 하면 다 진통제라 오해하는 것과 비슷하게, 피부에 바르는 거면 다 똑같다고 생각해서 집에 놔둔 아무 연고나 바르는 분들도 있습니다.

• 로션, 크림, 용액도 뭉뚱그려서 모두 연고라고 부르기도 합니다. 하지만 제형에 따라 용도도 다르고, 각 피부용제마다 정해진 용도가 다 다릅니다. 항생제가 들어 있는 것도 있고, 항염증 약물(스테로이드)을 함유한 것도 있습

니다. 바르는 파스라고 부르는 진통제 겔 같은 것도 환자들 눈에는 다 똑같은 연고라 생각할 수도 있습니다.
- 요즘은 작은 병이나 튜브에 포장되어 나오고 포장에 약 이름과 성분 등이 명확하게 기재되어 있습니다. 하지만 병원에서 처방받고 약국에 가면 큰 포장밖에 없어 연고곽에 덜어주는 경우도 여전히 많습니다. 쓰고 남으면 쌓아두지 말고 폐의약품 수거편에서 설명한 것처럼 반드시 버려야 합니다.
- 약 서랍에 쌓아두지 맙시다! 어차피 나중에 보면 무슨 약인지 알 수 없고, 유효기한도 몰라서 위험할 수 있습니다.

후시딘과 마데카솔 뭐가 더 나을까?
후시딘 VS 마데카솔

닥터정 간혹 상처에 어떤 연고 바르면 되냐고 묻는 분들이 있어. 그래도 광고 덕분인지 후시딘이랑 마데카솔은 다들 알더라고.

황약사 그 둘이 피부 상처에 바르는 연고의 양대 산맥이라고 볼 수 있지. 더 좋은 연고도 있겠지만, 텔레비전 광고를 하지 않는 의약품들은 알려지기가 어려워.

닥터정 후시딘이랑 마데카솔, 둘 중에 어떤 게 더 나은지 물어보면 대답하기가 너무 어려워.

황약사 딱히 뭐가 더 좋다고 말할 수 없을 것 같은데? 성분이 아예 다르잖아. 후시딘은 후시드산나트륨이라는 항생제 성분이 기본인 거고 마데카솔은 식물성 천연 성분이 기본이니까.

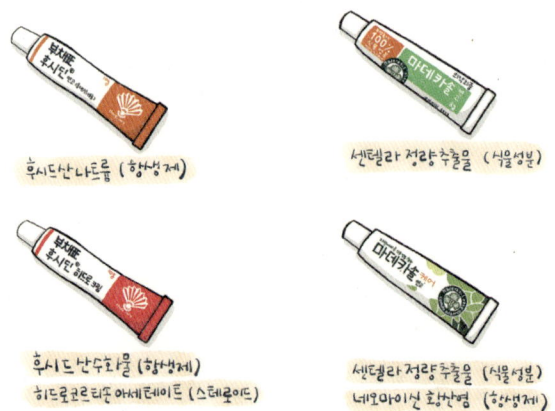

〈후시딘 vs 마데카솔〉

후시단산나트륨 (항생제)

센텔라 정량추출물 (식물성분)

후시드산수화물 (항생제)
히드로콜르티존 아세테이트 (스테로이드)

센텔라 정량추출물 (식물성분)
네오마이신 황산염 (항생제)

닥터정 그렇긴 한데 문제는 후시딘만 해도 종류가 여러 가지이고 마데카솔도 그 종류가 여러 가지잖아. 단답형으로 대답할 수가 없어. 게다가 어떤 상처냐에 따라 대답이 달라질 수도 있고 약에 대한 개인차도 있으니까 말이지.

황약사 최근에 나온 '마데카솔케어'가 네오마이신 항생제 성분을 포함하고 있으니 이제는 후시딘이나 마데카솔 둘 다 항생제 성분이 들어있는 셈이야.

닥터정 예전에 복합마데카솔이라고 해서 스테로이드랑 항생제가 섞여 있는 것도 있었는데, 요새는 마데카솔케어라고 해서 스테로이드를 빼고 항생제와 식물성 성분을 포함한 제품이 주력상품인 것 같더라.

황약사 아, 후시딘도 요새 히드로후시딘인가 하는 제품을 따로 판매하는 것 같던데. 거기에는 스테로이드 성분이 들어 있어.

닥터정 복잡하다, 복잡해. 후시딘도 여러 가지, 마데카솔도 여러 가지. 일반 환자가 그걸 다 알고 사용하는 건 어려울 것 같은데.

황약사 그렇지. 상처의 종류에 따라 적정하게 써야 하니까. 환자들이 물어보면 약사들이 필요한 조언을 해주긴 하겠지만, 워낙에 유명한 약이라 굳이 물어보는 환자도 없겠지. 아무래도 호전이 안 되는 경우엔 병원 가서 진단부터 받아봐야겠지.

닥터정 정리하자면 둘 중 뭐가 더 낫다고 단정적으로 이야기하기는 어렵다는 거지? 개인의 경험에 따라 사용해보고 3일 정도 지나도 상처가 호전되지 않으면 병원에 가서 진료를 받는 것으로!

🔊 **관련방송 시즌1** 에피소드5. 바르는 약의 모든 것

🔵 황약사 노트

○ **후시딘은 다양한 제형으로 판매하고 있는 '항생제'입니다.**

- 환자가 가장 흔하게 접하는 후시딘은 후시딘 연고입니다. 의약품 설명서에 효능 효과를 찾아보면, 광고를 통해 익히 들었던 문구와는 조금 다른 낯선 문구들이 적혀 있을 겁니다.

- '항생제'라는 말에 "어?" 하는 의문이 들 수 있습니다. 적응증 자리에는 습진, 여드름이 적혀 있습니다. 물론 화상, 외상, 봉합상, 식피창에 의한 2차 감염이라는 말도 적혀 있습니다.

- 제약회사의 제품설명 홈페이지에는 각각에 대해서 쉽게 풀어서 잘 설명해놓았지만, 텔레비전 광고를 통해 각인된 건 다름아닌 "세균감염을 막아 빠르게, 상처엔 후~ 후시딘"이라는 문구입니다.

- 후시딘은 "상처 치료제야"라고 이야기하는 것과 "항생제 연고야"라고 이야기하는 것은 환자가 받아들이기에 꽤 큰 차이가 있을 것이라 생각합니다.

- 후시딘의 다양한 제형

> 후시딘 연고: 침투력이 우수하고 깊은 부위의 염증까지 효과적으로 치료 가능
> 후시딘 겔: 끈적임(번들거림)이 없이 산뜻한 사용감으로 얼굴, 체모 부위에 사용 가능
> 후시딘 크림: 크림 제형으로 보습효과가 있어 거친 피부에 효과적
> 후시딘 히드로 크림: 후시딘 성분과 염증완화 성분이 복합처방되어 아토피 및 염증성 상처에 효과적
>
> 출처: 동화약품 홈페이지 제품설명

강약중강약

- 약국에서 일반의약품으로 판매하는 후시딘 외에도, 전문의약품이나 일반의약품의 처방용 다른 제형 제품들도 있습니다.
  - ∨ 후시딘 알약 제품도 있는데, 가끔 처방을 받아온 환자들이 환자용 처방전에 적힌 후시딘이라는 이름만 보고 "연고를 처방했나요?" "먹는 후시딘도 있어요?" 하고 질문하는 경우도 있습니다. 후시딘은 피부 세균 감염 용도 외에도, 골수염, 패혈증, 심내막염, 기관지 폐렴 같은 중한 질환에도 사용할 수 있는 항생제입니다.

○ **마데카솔은 다양한 제형으로 판매하고 있는 '천연물 약품' 및 천연물 약품을 함유하는 복합제입니다.**
- 천연물의 사전적 정의는 "자연계에서 얻어지는 식물, 동물, 광물 및 미생물과 이들의 대사산물"을 말합니다. 이전에 언급했던 프로바이오틱스 유산균 정장제라든가, 광고에서 들어본 적이 있는 "혈액 순환이 잘되어야 오래 삽니다"의 은행잎 제제 같은 것을 말합니다. 생약이라고 부르기도 하는데, 생약은 천연물을 간단한 가공만 하여 원래의 물질 자체를 그대로 쓰는 것이고, 천연물 의약품은 천연물에서 추출한 성분으로 의약품을 만든 것을 말합니다.
  - ∨ 마데카솔의 원료약품을 설명서에서 찾아보면, 센텔라정량추출물(생규)라고 적혀 있는데, 이는 센텔라 아시아티카 라는 학명을 가진 식물로 우리말로는 병풀이라고 합니다. 영어로는 Gotu Kola라고도 하고 Tiger grass라고도 합니다. Gotu Kola는 학술적인 이름, Tiger grass(호랑이 풀)이 보통 부르는 이름인 듯합니다.

∨ 생규는 생약규격집의 약어입니다. 마데카솔은 생약에 해당하는 품목임을 알 수 있습니다.

∨ 실제로 Natural medicines comprehensive database나 다른 학술 웹사이트에서 검색할 때는 주로 Gotu Kola라는 용어를 씁니다. 중국이나 인도에서 전통적으로 사용해온 것으로 다양한 감염질환에 오래 써왔고, 감염 외에도 피로나 불안, 우울 같은 정신과 질환에 썼다는 기록도 남아 있습니다.

∨ 상처회복에 중요한 콜라겐 생성을 증가시켜주는 것처럼 보인다는 사례가 있어서 마데카솔이라는 제품을 기획하고 개발한 것으로 봅니다.

∨ 그럼에도 불구하고 센텔라 성분에 대해 연구가 많이 된 분야는, 하지에서 심장으로 되돌아가는 혈액량을 줄여 혈액 순환을 개선하고, 하지 부종을 줄여주는 효과입니다.

• 환자들이 흔히 접하는 마데카솔은 복합마데카솔연고와 마데카솔케어 연고일 것입니다. 천연물인 센텔라 정량 추출물만 함유한 오리지널 마데카솔연고는 현재 의약품이 아닌 의약외품으로 분류하고 있습니다.

의약외품의 정의(약사법 제2조 제7호)

7. "의약외품醫藥外品"이란 다음 각 목의 어느 하나에 해당하는 물품(제4호나목 또는 다목에 따른 목적으로 사용되는 물품은 제외한다)으로서 식품의약품안전처장이 지정하는 것을 말한다.

가. 사람이나 동물의 질병을 치료·경감輕減·처치 또는 예방할 목적으로 사용되는 섬유·고무제품 또는 이와 유사한 것

나. 인체에 대한 작용이 약하거나 인체에 직접 작용하지 아니하며, 기구 또는 기계가 아닌 것과 이와 유사한 것

다. 감염병 예방을 위하여 살균·살충 및 이와 유사한 용도로 사용되는 제제

> 제4호나목 및 다목(의약품의 정의)
> 나. 사람이나 동물의 질병을 진단·치료·경감·처치 또는 예방할 목적으로 사용하는 물품 중 기구·기계 또는 장치가 아닌 것
> 다. 사람이나 동물의 구조와 기능에 약리학적藥理學的 영향을 줄 목적으로 사용하는 물품 중 기구·기계 또는 장치가 아닌 것

- 일반의약품으로 판매하고 있는 복합마데카솔 연고와 마데카솔케어 연고는 닥터정이 설명한 것처럼 스테로이드인 하이드로코티손과 항생제인 네오마이신을 함유하고 있습니다. 이들 성분이 의약품이라서 두 연고를 의약품으로 분류한 것입니다.
- 식물 성분인 센텔라 추출물은 알약으로 썼을 때는 조직세포에 작용하는 기능성 의약품이고, 피부용 외용제로 썼을 때는 의약품이 아닌 의약외품입니다. 스테로이드와 항생제 성분을 복합했을 때는 의약품으로 분류한다고 추론해볼 수 있습니다.

약을 물 대신 음료수랑 먹으면 안 될까?
약과 음식의 상호작용

닥터정 약은 물과 함께 복용하는 게 일반적이잖아?

황약사 그렇지. 뭐 사실 그때그때 손에 잡히는 음료수 같은 거랑 먹기도 하지.

닥터정 커피나 우유 같은 것들이랑 같이 먹어도 되냐고 물어보는 분들도 있어.

황약사 음…… 대부분 별 문제가 없기는 한데…… 간혹 음료수 성분이랑 약 성분과 만나 반응하는 경우가 있긴 해.

닥터정 예를 들면?

황약사 한국에서 그다지 대중적인 음료수가 아니기는 한데, 자몽주스의 경우에 몇 가지 약물 대사에 영향을 미쳐. 대표적인 약물이 노바

스크라는 고혈압약이지. 혈압약 먹을 때 과일주스랑 먹지 말라고 설명하지. 그런데 과일주스 외에도 그 '나나나나나나~' 하는 로고송으로 유명한 이온음료에 보면 그레이프푸르트 과즙, 이런 게 들어 있다고…… 왠지 얘도 뭔가 반응이 있지 않을까 꺼림칙하긴 하다.

닥터정 음. 그거 말고 다른 것도 있잖아? 예를 들면 우유!

황약사 요새야 쓰는 의사들이 많이 없지만 항생제 테트라싸이클린 성분의 경우에는 우유와 함께 복용하면 흡수가 방해돼서 효과가 감소되기도 해.

닥터정 약이랑 음료수가 상호작용을 하는 경우도 있지만 커피 같은 경우에 카페인 성분이 든 진통제랑 같이 먹게 되면 카페인 용량이 과다해질 수도 있고.

황약사 카페인이 항생제와 만나 문제를 일으키는 경우도 있어. 퀴놀론계 항생제 중에 카페인 배출을 방해해서 카페인에 의한 효과를 확 높여주기도 하거든. 참! 퀴놀론계 항생제라 하면 환자들이 모르겠지? 성분 이름이 무슨무슨 플록사신 이렇게 끝나는 약들인데, 호흡기 내과나 비뇨기과에서 요로감염 등에 많이 처방해. 아무튼 여러 가지 균을 광범위하게 학살하는 그런 항생제지.

닥터정 아! 그렇다면 퀴놀론계 항생제랑 커피를 같이 마시면 커피 효과를 확실히 느낄 수 있겠군.

황약사 이거야 원, 커피 효과 좀 보겠다고 항생제 남용을 하겠다는 말씀? 의사라는 사람이 그런 상상을 하다니. 쯧쯧.

닥터정 농담이야 농담.

황약사 농담 아닌 것 같은데…… 너 바리스타 자격증 있잖아. 진료에 응용할 생각하는 거 아닌가 몰라. 하여튼 워낙 다양한 상황들이 있는 거잖아. 약은 무조건 그냥 물과 복용하는 게 제일 안전해.

🔖 황약사 노트

○ **약을 먹을 때 음식, 음료와 상호작용이 있는 경우를 반드시 확인해보아야 합니다.**

• 카페인, 우유, 자몽주스 등의 음료뿐 아니라, 술이나 담배 같은 기호품, 그리고 우리가 식당에서 흔히 접하는 음식물 중에도 특정 의약품과 상호작용을 일으켜 약효에 영향을 주거나 부작용을 일으키는 경우가 있어 주의해야 합니다.

• 커피 외 콜라, 초콜릿, 차 등도 모두 카페인 함유 제품입니다.

• 식품의약품안전처(식약처)에서 2016년에 발간한 〈약과 음식 상호작용을 피하는 복약안내서〉는 40페이지 정도 분량이고 홈페이지 일반홍보물 게시

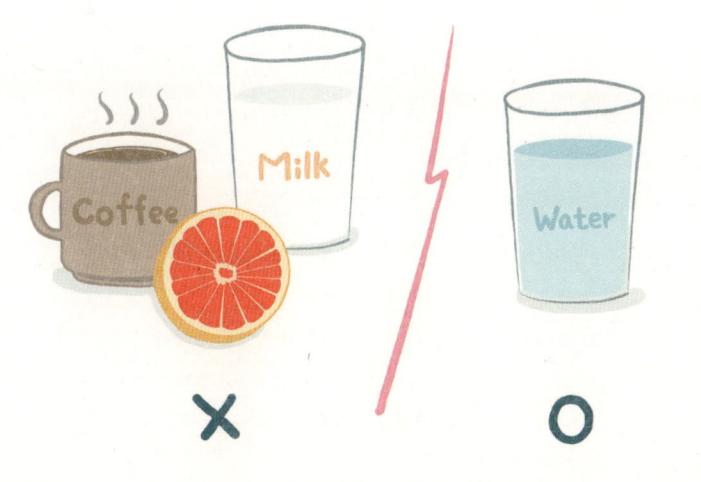

약을 물 대신 음료수랑 먹으면 안 될까?

판에서 누구나 다운받아 볼 수 있는 문서이므로 한번 참고하는 것도 좋겠습니다.

- 일반의약품에 해당하는 몇 가지만 살펴보도록 하겠습니다.
  - ∨ 항히스타민제와 술: 코감기나 알레르기 약에 쓰는 항히스타민제를 술과 함께 복용하면 졸리는 부작용이 더 심해집니다. 사실 술은 거의 대부분의 약 복용시 피해야 할 1순위입니다. 간 대사에 영향을 주는 것 외에도 술이 약의 부작용에 영향을 미친다는 연구가 많습니다. 가장 오랫동안 인류와 함께한 음료이다 보니, 연구도 활발하여 믿을 만한 자료가 많이 나와 있습니다.(애주가분들에게 애도를!)
  - ∨ 타이레놀(아세트아미노펜)과 술: 술과 타이레놀을 함께 복용하면 간에 부하를 더 많이 일으켜서 지속적으로 병용시 간 손상을 일으킬 수가 있습니다.
  - ∨ 복합진통제/편두통약과 카페인: 복합성분 진통제 중에 카페인을 유효성분으로 함유하고 있는 것들이 있습니다. 게보린이 대표적입니다. 약을 복용하면서 카페인이 함유된 커피나 드링크류 등을 너무 많이 마시면 카페인 과잉상태가 되어 가슴이 두근거리고 다리에 힘이 없어지는 증상이 나타나기도 하므로 주의해야 합니다.
  - ∨ 잔탁, 큐란 등 H2 차단 제산제와 카페인/술: 이 경우엔 카페인이나 술, 약이 문제가 아니라 질환에 영향을 주는 것입니다. 위 염증을 악화시켜 치료를 방해하고, 치료 기간을 길어지게 만듭니다.
  - ∨ 알마겔/암포젤과 오렌지주스: 알마겔 등 위산을 중화하는 제산제를 복용할 때 과일주스나 콜라 같이 신맛이 나는 산성음료를 마시면, 위 산도가 평소보다 높아져서 중화효과에 차질을 빚기도 합니다. 암포젤처럼 알루미늄이

주성분인 제산제를 먹을 때 오렌지주스를 같이 마시면 알루미늄 성분이 체내로 흡수되어 부작용이나 중독을 일으킬 가능성도 있으므로 주의합니다. 어쩌다 한 번 먹는 분은 괜찮을지 몰라도, 오래 복용하는 경우에는 문제가 됩니다.

∨ 장용정/장용캡슐과 우유: 변비약인 둘코락스가 대표적인 장용정인데, 식약처 안내서에 따르면 "약알칼리성인 우유는 위산을 중화시켜 약의 보호막을 손상시킴으로써 약물이 대장으로 가기 전 위장에서 녹아버리게 만듭니다. 이 경우 약효가 떨어지거나 위를 자극하여 복통, 위경련 등의 부작용이 발생할 수 있습니다. 따라서 만일 제산제나 유제품을 드셨다면 한 시간쯤 후에 약을 복용하는 것이 바람직합니다"라고 합니다. 어느 정도의 우유가 어떻게 장용코팅을 벗겨 약을 불활성화하는가에 대한 연구는 없지만, 그냥 1시간 간격 두고 드시면 안전합니다. 위험은 미리 피하는 것이 좋습니다.

∨ 철분제: 철분제는 비타민C를 함유한 음식의 경우 흡수를 도와준다고 알려져 있지만, 주로 홍차, 녹차에 들어 있는 탄닌 성분은 흡수를 방해합니다. 칼슘도 철분 흡수를 방해하는 대표적 성분인데, 우유에 많이 들어 있으므로, 우유도 마시지 않는 게 좋습니다.

• 처방약 중에도 본문에서 언급한 혈압약 노바스크 외에, 와파린이라든가 MAO차단제라든가 하는 병원에서 처방받아 특정 질환에만 쓰는 약이 있습니다. 이 경우에는 음식과의 상호작용을 환자에게 자세히 교육하는 편입니다. 종합병원인 경우 아예 와파린만 다루는 복약상담 클리닉이 있을 정도로 관리합니다.

○ **약은 물과 함께 먹는 겁니다!**
- 약마다 다양한 사연으로 인해, 콜라, 커피, 홍차, 녹차, 우유 등과 함께 먹으면 안 되는 경우가 있습니다.
- 그 모든 경우를 다 외우느니, 그냥 약은 물과 함께 먹는다! 하고 생각하면 간단합니다.
- 약을 먹을 때 물을 마시는 것은 단순히 목넘김을 편하게 하려는 목적은 아닙니다. 약은 원래 물에 녹아 잘게 부서져, 식도를 지나 위장으로 넘어가서 흡수되도록 만든 것입니다. 충분히 약이 잘 녹을 수 있도록 맥주잔 한 컵 정도의 물을 함께 마셔야 합니다.
- 물 없이 씹어 먹어도 입에서 녹게 만든 츄어블정 같은 특수 제형이 아닌 경우, 물 없이 약을 삼키려다 목구멍이나 식도에 약이 들러붙어 염증을 일으킨 사례도 있으니 주의를 요합니다.

저녁 약을 실수로 아침에 먹는다면?
모든 복용 시간에는 사연이 있다

닥터정 보통 고지혈증약을 먹는 사람들이 혈압약도 같이 먹고 있는 경우가 많잖아.

황약사 응, 그렇지.

닥터정 고지혈증약은 대부분 저녁에, 혈압약은 아침에 드시라고 처방해. 그런데 몇 달 지났을 때 환자분이 저녁 약은 많이 남았으니까 이번엔 처방 안 해줘도 된다는 거야.

황약사 그런 경우 많지. 평일 아침 일과는 매일 반복되다보니 약을 먹는 것이 습관처럼 되거든.

닥터정 맞아. 아무래도 저녁엔 매일 다른 일정들이 있기도 하고 술이라도 마시는 날엔 약 먹는 게 부담되니까 일부러 안 먹는 경우도 종종

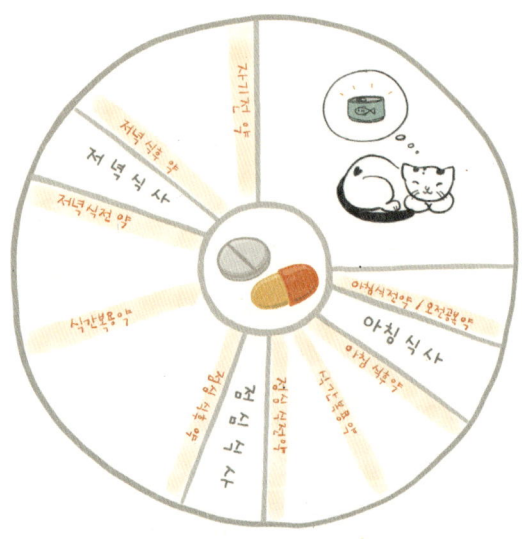

있어.

황약사 그래서 요새는 아침에 먹어도 괜찮은 고지혈증약들이 나오고 있지.

닥터정 복용 시간대에 영향을 받지 않는 약도 많지만 가능하면 시간대를 지켜서 먹어야 하는 약들도 많잖아.

황약사 예를 들어서 수면제라면 당연히 저녁에 먹어야겠지?

닥터정 그건 효과를 잘 때 봐야하니까 너무나 당연한 거고.

황약사 고지혈증약도 마찬가지인 게, 콜레스테롤 합성은 밤에 주로 이루어지니까 자기 전에 처방하는 거야. 고지혈증약을 먹는 사람들이 혈압약도 같이 먹고 있는 경우가 많다보니 최근에는 아침에 혈압약 먹을 때 같이 먹어도 되는 고지혈증약이 많이 나와 있어.

닥터정 약의 작용 시간을 늘려서 밤까지 작용하도록 나온 약들 말이지?

황약사 응. 아침에 고혈압약은 잘 챙겨 먹으면서 저녁에 고지혈증약은 자꾸 빼먹으니까 약의 복용 순응도를 높이기 위한 방법이지.

닥터정 이런 경우 말고도 약의 부작용 때문에 시간대를 정해서 먹는 경우도 있는데 대표적인 게 감기약인 것 같아. 약국에서 파는 일반의약품 감기약들 보면 아예 낮용, 밤용이 따로 나오기도 하더라고.

황약사 낮에 먹으면 졸음 때문에 일상생활이 어려워지니까 시간대별로 성분을 달리해서 나와 있어. 이런 약들은 밤약을 낮에 먹는다고 해서 효과가 없어지는 건 아니야.

닥터정 복용 시간대가 특정하게 정해져 있는 약들은 가능하면 시간대를 지켜서 먹되 그러기 어려운 상황에는 의사, 약사와 상의해서 조정해야겠네.

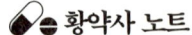# 황약사 노트

○ **아침, 점심, 저녁 복용약이 다른 데에는 여러 가지 이유가 있습니다. 그때그때 달라요!**

• 약의 작용 원리 때문에 이상지질혈증(고콜레스테롤)에 쓰는 스타틴이라는 약물은 저녁 혹은 취침전 복용이고, 수면제의 경우 밤에 일하고 낮에 자는 야간근무자가 아닌 이상 본인이 자고 싶을 때=취침 전 복용입니다.

• 먹는 약 종류가 하나라면 경우에 따라 설명할 수 있는데, 정작 문제가 되는 경우는 여러 가지 약을 먹는 경우입니다. 약의 작용시간 차이나 허가사항에 따라 하루에 한 번, 두 번, 세 번 먹는 약을 조합해 포로 만들 때입니다.

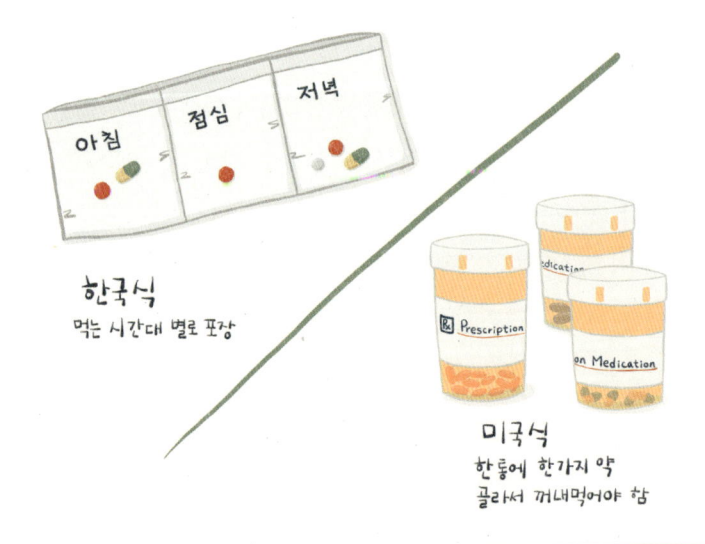

한국식
먹는 시간대 별로 포장

미국식
한 통에 한가지 약
골라서 꺼내먹어야 함

> ∨ 하루에 한 번 먹는 오메프라졸 같은 제산제
> ∨ 하루에 두 번 복용하는 아세클로페낙 류의 진통제
> ∨ 하루에 세 번 복용하는 세파클러 같은 항생제
> ∨ 졸리거나 어지러운 부작용이 있어 저녁에 복용하라고 하는 항히스타민제

∨ 이렇게 네 가지 약이 있는 처방의 경우, 우리나라의 병의원이나 약국들에서는 아침-점심-저녁에 각각 다른 약 개수가 들어 있는 포로 만들어줍니다. 한국의 약국과는 달리 미국의 약국들은 약을 각각 종류별로 병에 담아 4병을 줍니다.

∨ 복용하는 데는 한국식으로 투약시간대별로 만들어 주는 게 좋지만, 이 경우 환자들이 개개의 약물로 약을 인식하기보다 포 단위로 인식을 하게 됩니다. 내용물에 대해 제대로 인식하지 못하는 경우가 많습니다. 복약지도에 있어 한국의 약국 현장에 애로사항이 많은 건 근본적으로 이런 이유에서라고 생각합니다. 여러 가지 약을 포로 나눠 담아 약이 아닌 약 뭉치 '한 포를 복용하세요' 하기 때문에.

∨ 미국식으로 하게 되면 환자들이 각 병에 들어 있는 약품에 대해 별도의 설명을 듣거나 설명서를 받게 되고, 본인이 집에 가서 작은 약병에 약을 나눠 담아 휴대하며 먹게 됩니다.

∨ 어느 방식이 더 좋고 나쁜지에 대해서는 업자나 환자마다 생각의 차이가 있습니다.

• 포로 묶어놓은 이유 때문에 각각의 약에 대해 개별적인 설명이 어려운 경우가 많습니다. 그래도 요즘은 약 봉투에 설명이 붙어 나가는 경우가 많으므로, 설명서를 꼼꼼히 읽어보시는 것이 좋습니다.

저녁 약을 실수로 아침에 먹는다면?

- 저녁약이 작용시간이 짧은 고콜레스테롤 약물이었다면 아침에 복용했을 때 효과를 보지 못할 수도 있고, 졸리거나 어지러운 부작용이 있는 항히스타민제였다면 아침 출근 전에 먹고 차를 몰고 나가면 졸려서 사고가 날 수도 있습니다. 아침약을 아침에, 저녁약을 저녁에 먹는 것은 약마다 사연이 있기 때문입니다.

☑ 닥터정의 제안

- 낮에 자고 밤에 생활하는 경우, 또는 자는 시간이 일정치 않은 경우엔 약 복용 시간에 대해 의사, 약사와 상의해서 결정하셔야 해요.
- 복용시간대가 정해져 있는 약들은 1. 몸의 생리적 작용 시간대에 맞춰져 있는 경우 2. 효과를 봐야 하는 시간대에 맞추기 위한 경우 3. 약의 부작용 때문인 경우 등이 있습니다.

대마는 마약이 아니라던데
왜 마약사범으로 처벌받을까?

마약 이야기

닥터정 얼마 전에 뉴스에서 어떤 연예인이 마약사범으로 입국금지 되는 걸 봤어. 그래서 무슨 마약을 했기에 그런가 싶어서 봤더니 우리가 처방하는 수면제더라고.

황약사 수면제도 마약류에 속하니까 그럴 수 있지.

닥터정 처음엔 그 뉴스를 보면서 '아니 수면제를 처방받아서 먹은 게 무슨 죄람?' 이런 생각이 들었거든. 그런데 우리가 상식적으로 생각하는 수준의 양을 처방받아 복용한 게 아니더라.

황약사 요새는 처방량이 심사평가원에 의해서 통합관리되다 보니 한 사람이 처방받을 수 있는 양에 제한이 있거든. 그런데 중독된 사람들은 다른 사람의 개인정보까지 이용해서 이중·삼중으로 처방받는다고 하더라. 의학적인 필요에 의해 처방된 경우가 아니라면 불법적인 사용이라고 봐.

닥터정   아, 그러고 보니 수면제가 마약류라면 마약류의 범위는 어느 정도까지인 거야?

황약사   마약류라고 하면 크게 마약, 향정신성의약품, 대마초 세 가지를 말하거든.

닥터정   응? 그럼 대마초는 마약류 관리법에 의해 관리되기는 하지만 마약은 아니라는 얘기네?

황약사   2000년부터 저 세 가지를 묶어서 마약류 관리법으로 관리하기 시작했어. 그런데 대마초의 경우 코카인이나 아편 같은 것들에 비하면 환각증상도 없고 중독증상이나 의존성이 덜해서 마약으로 분류하고 있지는 않아. 다만 마약류 관리법에 의해 관리해야 하는 대상에 포함이 되는 거지.

닥터정   대마초가 합법인 나라도 있으니까.

황약사   응. 국가마다 마약의 범위와 관리 기준이 다 달라. 이게 마약이냐 아니냐, 마약류 관리법에 의해 관리해야 하는 대상이냐 아니냐는 그 나라의 문화와 사회적인 분위기의 영향을 받아. 향정신성의약품도 마찬가지이고.

닥터정   사실 술, 담배가 대마초에 비해 의존성이나 중독증상이 더 강한데 마약류 관리법 관리 대상이 아닌 것도 논란의 여지가 있단 말

마약류 관리법

1. 마약
- 천연마약
  코카인
  아편
- 합성마약 (의료용)
  각종 마약성 진통제

2. 향정신성의약품
각성제
환각제
수면제
진정제

3. 대마초
대마초 수지로 만든것.
씨앗, 뿌리, 줄기 제품은
마약류 아님
(삼베옷, 씨앗으로
만드는 한약재는
마약류가 **아님**)

이야.

황약사 술, 담배에 비하면 대마초가 의존성도 낮고 금단증상도 없는 편이야. 그래서 대마초를 마약류로 취급하는 것에 대해 세계 각지에서 다양한 의견들이 있는 거고. 물론 대마초도 장기간 사용하면 기억력이 감퇴하거나 운동감각이 떨어지는 등의 부작용은 있어.

닥터정 마약류에 대한 기준이 시간이 흐르면서 조금씩 바뀔 수도 있겠네.

황약사 그런 거지. 아, 그리고 마약의 경우에는 완성된 마약이 아니라 마약의 원료만 가지고 있어도 잡혀갈 수 있어. 대마초의 재료인 대마를 재배하거나 아편의 원료인 양귀비를 재배한다거나 하면 말이야.

대마는 마약이 아니라던데 왜 마약사범으로 처벌받을까?

닥터정 헛, 우리 집 마당에 양귀비꽃이 조금 있는데, 설마 나 잡혀가는 건 아니겠지?

황약사 그 꽃, 어떻게 생겼어? 잎이 깃털 같이 생기고 잔털이 보송보송 나 있지 않아?

닥터정 어, 보송보송해.

황약사 그건 개양귀비라고 관상용이야. 절대로 아편으로 만들 수 없지.

닥터정 아…… 다행이네. 왠지 아쉽기도. 하하

황약사 애가 또 큰일 날 소리 하고 있네.

🔊 **관련방송 시즌2** 에피소드13. 마약 3부작

- ☑ **어느 덕후 의사가 들려준 이야기**
- ○ **대마란 무엇인가?**
  - 대마(마리화나)란 무엇인가?
    - ⋁ Cannabis Sativa의 잎과 꽃에서 얻는 것이며, 씨앗, 뿌리, 줄기는 해당하지 않습니다.
    - ⋁ 한약재 중에는 대마초 씨앗을 쓰는 마자인환, 자감초탕 같은 것들이 있다고 합니다.
    - ⋁ 우리말로는 '삼'이라고 부르는데요. 예전에 입던 삼베옷, 요즘에는 리넨이라고 부르는 그 섬유가 맞습니다.

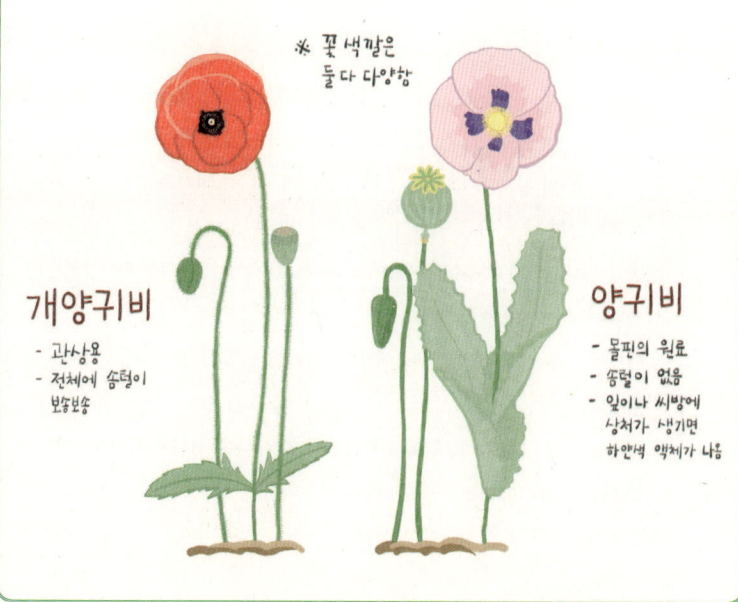

대마는 마약이 아니라던데 왜 마약사범으로 처벌받을까?

∨ 마에 함유된 60종 이상의 카나비노이드 성분 중 THC(delta-9 tetrahydrocannabinol)가 강한 환각을 유발한다 해서 이 성분을 정제하여 씁니다.
- 굳이 대마로 따로 분류하는 이유는 마약보다 효과도 떨어지고 내성이나 신체적 의존도가 알려진 게 없기 때문입니다.
  ∨ 대마를 합법화한 나라도 있고(네덜란드, 우루과이, 방글라데시, 북한), 미국에서도 일부 지역에서는 합법(알래스카, 워싱턴, 오리건, 콜로라도, 워싱턴DC). 이외에 의학적 용도 한정으로 합법인 나라도 있음(캐나다, 캘리포니아 등 미국 23개 주).
  ∨ 캐나다에서는 2018년부터 합법화하는 법이 발의가 되었는데, 의원내각제인 캐나다의 현재 여당에서 발의한 것이니 통과되었다고 봐도 무방할 것입니다.
  ∨ 오히려 불법화가 더 위험한 대마를 유통시킨다는 주장도 있습니다. 불법으로 유통되는 대마는 관리 없이 생산, 운송되니 그 과정에서 엄청난 농약, 제초제, 방부제 등이 함유되고 때로는 대마가 아닌 잎사귀도 갈아서 넣기도 하니까요. 대마 자체보다 부가성분이 훨씬 유해하다는 지적을 받기도 합니다.
  ∨ 한국에서는 매우 나쁜 이미지의 마약이지만 미국에서는 대통령도 피워본 적이 있다고 할 정도로 친숙합니다. 친서민 이미지를 위해 거짓말하는 거 아니냐고 욕 먹을 정도입니다.
  ∨ 대마의 주된 작용은 긴장을 풀어주고, 편안한 느낌, 졸음, 도취감을 주는 것입니다.
  ★ 담배는 각성 효과가 있기 때문에 합법이고, 대마는 사람을 축 늘어지게 하기 때문에 불법이라는 우스갯소리도 있습니다.
  ★ 장기복용하면 일할 의욕을 상실 amotivation한다는 사실은 19세기부터 알

강약중강약

려져 있는 연구 결과입니다. 담배 타임은 허용해도 대마 타임은 허용할 수가 없는 이유이기도 합니다.

∨ 사실 대마보다 의학적으로 중독성이나 해악성이 훨씬 더 잘 입증된 것은 담배입니다. 하지만 담배는 이미 오랜 세월 기호품으로 써왔고, 각 국가의 중요한 세원이기 때문에 건드리지 않는다는 설이 돌기도 합니다. 글로벌 담배 기업의 로비도 한몫하고 있습니다.

∨ 대마에는 시각, 청각이 활성화되고 감각이 뒤틀리는 효과가 있다고 합니다. 그래서 음악, 특히 반복적인 전자음이나 특정한 톤의 일렉기타 소리를 듣기 매우 좋기에, 가수들이 영감을 얻거나 음악 감상할 때 쓰는 용도로 써왔다고 합니다. 돌이켜보면 대마초 관련하여 뉴스에 오르내린 사람 중에 가수가 많긴 합니다.

∨ 약하다고는 하지만 부작용이 없진 않은데, 장기 사용시 인지능력이 좀 떨어진다는 연구 결과가 있습니다. 신경발달을 억제하기 때문에 성장기에는 치명적일 수도 있습니다.

대마는 마약이 아니라던데 왜 마약사범으로 처벌받을까?

💊 황약사 노트

○ **마약과 마약류는 그게 그거 아니야? 아닙니다!**
- 마약류는 마약, 향정신성의약품, 대마 세 가지를 묶어서 부르는 말입니다.
  - ∨ 마약사범으로 구속되는 사람들이 하는 유해 마약만 있는 것이 아니라 의료현장에서도 마약 및 마약류를 많이 씁니다.
  - ∨ 흔히 들어보셨을 몰핀, 데메롤 같은 진통제 외에도, 기침약 코데인이나 파스처럼 생긴 펜타닐 패치 등도 모두 마약입니다.
  - ∨ 향정신성의약품은 더 흔히 사용됩니다. 시사, 정치 뉴스에서 최근까지 자주 나왔던 '프로포폴'은 물론, 신경안정제라고 부르는 것들, 수면제인 스틸녹스(졸피뎀) 모두 향정신성의약품 범주에 해당합니다.
  - ∨ 마약류 관리법 위반이라고 하면 마약중독자가 먼저 떠올릴 분들이 많을 듯합니다. 여기엔 향정신성의약품 복용의 경우도 있고, 심지어 의료현장에서 실수로 마약주사제 앰플을 깨먹은 것도 법적으로는 마약류 관리법 위반……은 좀 심한 비약 같긴 하지만, 아무튼 그렇습니다.

○ **왜 금지하는가?**
- 국가별로 역사와 문화에 따라 허용하는 정도가 다릅니다. 위에서 언급한 것처럼 그 나라의 상황에 국민들의 인식에 따라 달라지는 문제입니다.
  - ∨ 한국의 대마초 파동 역시 그 전까지는 별 생각없이 피우던 걸 갑자기 군부정권에서 '사회 질서를 바로 잡기 위해 불량한 음악인들을 단속한다'면서 잡아들였다는 내용이 영화 〈세시봉〉이나 〈고고 70s〉 등에 나옵니다.

˅ 대마초 복용건으로 언론에 이름이 오르내린 어느 가수는 인터뷰에서 '원래 그 시절에는 녹음하다 안 풀리거나 작곡할 때 영감이 떠오르지 않으면 길바닥 나가서 대마 구해서 피고 다시 방에 들어가서 작업하는 게 일상이었다'고 주장한 바가 있습니다. 다른 원로 음악인의 경우에도 국가찬양곡 의뢰를 받았는데, 이를 거부하고 지금까지도 유명한 어느 노래를 발매한 것이 정부에 밉보여 대마관리법 위반으로 입건되었다는 이야기가 전해지고 있습니다.
  ˅ 한국 전쟁 이전 세대들의 증언을 들어보면 동네에서 양귀비 키우고 그 열매를 지사제로 썼다고 합니다.
- 마약, 마약류의 분류는 다분히 정치, 사회, 문화 등을 반영하는 것이라서 의학적으로, 약학적으로 어떻다고 말하긴 어렵습니다. 약리대로 하자면 술이나 담배부터 금지약물이었어야 하고, 실제로 술이나 담배가 오랜 세월 인류와 함께 해온 기호품이 아니라 20세기에 개발된 품목이었다면 벌써 금지약물이었을 거라 말하는 교수님들도 계십니다.
- 아무튼 법으로 금지라고 하니 금지입니다!

남자도 자궁경부암 백신을 맞아야 한다?
예방접종의 가성비

닥터정 요새 남자 환자들이 자궁경부암 예방접종을 맞으러 오는 경우가 종종 있어.

황약사 음. 남자도 맞을 수 있지.

닥터정 그런데 이게 '자궁경부암 예방접종'으로 알려져 있다 보니 남자에게도 도움이 된다는 게 전혀 알려지지 않았었거든. 그런데 최근에 국가에서 제공하는 소아 무료 예방접종(우리나라는 여아만 대상)에 포함되고 접종자가 많아지면서 슬슬 알려지고 있는 모양이야.

황약사 엄밀히 말하면 '암'을 예방하는 백신이 아니라 '인유두종바이러스'를 예방하기 위한 백신이잖아. 사람들 이해하기 쉬우라고 '자궁경부암 예방접종'이라고 부르다 보니 여자들만 맞는 백신으로 알려지

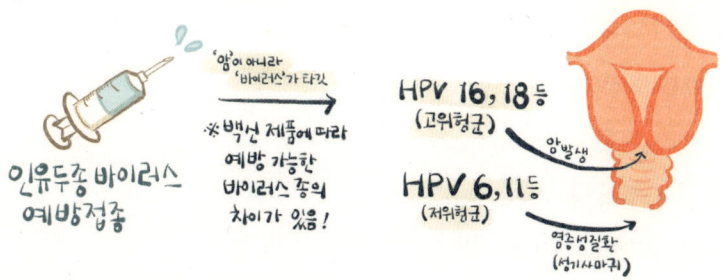

게 된 것 같아.

닥터정 자궁경부암에 걸린 사람들을 모두 검사해보니 인유두종바이러스에 감염되어 있는 사람이 많았고 그래서 그 바이러스를 예방하면 자궁경부암이 생기는 것도 예방할 수 있지 않을까 하는 생각에서 만들어진 예방접종이야.

황약사 응. 인유두종바이러스는 그 종류가 100가지 넘게 있다고 하는데, 감염이 되면 가벼운 염증에 그치기도 하고 자궁경부암이 생길 수도 있어. 매우 골치 아픈 사마귀를 만드는 바이러스도 있고, 남자의 경우에 그런 염증이 생기기도 하고 성기에 암이 생길 수도 있지.

닥터정 물론 남자의 경우 인유두종바이러스에 의해서 암에 걸릴 확률이 매우 낮기는 해. 성기암 자체의 발생률이 매우 낮거든. 그래서 이 예방접종을 맞는 것이 과연 얼마나 효과적인가에 대해서는 논란이 있기는 해.

황약사 하지만 인유두종바이러스가 일상 속에서 전염되는 것이 아니라 성관계를 통해 전염되는 경우가 대부분이라는 걸 생각해봐야 해. 남자들이 감염되어서 병에 걸리는 것 자체를 예방하는 것도 중요하겠지만, 여자들을 감염시키는 바이러스 매개체가 되는 것을 예방하는 것도 매우 중요해.

닥터정 나도 동의해. 예방접종이 워낙 고가이고 권장등급도 요즘 유행하는 말로 가성비가 낮은 편이라 환자들에게 적극적으로 권하지는 않지만, 잘 생각해보고 결정할 수 있도록 설명을 찬찬히 해주고는 있어.

황약사 예방접종에 대한 생각은 당사자가 질병에 대해 어떤 생각을 가지고 있느냐에 따라 다를 수 있으니 이 예방접종처럼 권장등급이 상대적으로 낮은 경우에는 환자가 최종결정을 해야 하겠지.

🔊 **관련방송 시즌1** 에피소드20-2. 자궁경부암 주사

☑ 닥터정의 제안

자궁경부암 예방접종은 '인유두종바이러스'에 대한 예방접종입니다.
이 백신은 100가지가 넘는 모든 종류의 인유두종바이러스에 대한 예방접종이 아니라 흔히 감염되는 몇 가지에 대한 것입니다.
고가이고 개인이 질병에 대해 어떤 관점을 가지냐에 따라 예방접종에 대한 결정이 달라질 수 있으니 접종 여부를 결정할 땐 의사와 상의하시는 게 좋습니다.

반으로 쪼개놓은 알약은
처음부터 절반 용량으로 나오면 안 되나요?

약의 경제논리

닥터정 처방할 때 반 알로 처방이 나가는 경우가 있는데, 반 알짜리로 하루 한 번씩, 한 달치 나가면 약사분들 엄청 귀찮을 것 같아.

황약사 1/3, 1/4쪽보다는 낫지 뭐.

닥터정 아, 그런가? 그런데 가만 보면 모든 약에서 반쪽 처방을 내는 건 아니고, 몇 가지 특정 약들에서 반쪽 처방을 내는 것 같아. 나 같은 경우는 꾸준히 복용하는 만성질환 처방약이랑 그때그때 용량 조절이 필요한 경우에 반 알로 쪼개서 처방하곤 해.

황약사 반쪽이든 1/4쪽이든 약사 입장에서야 달갑진 않지만 애초에 그 환자한테 맞는 용량의 약이 없으니 달리 방법이 없지 뭐.

닥터정 반 알 처방 나갈 때마다 아, 이런 건 반쪽자리 용량이 나오면 좋겠는데 싶은 약들이 있어.

황약사   제약회사가 약을 만들 때 0.5mg짜리 약을 만드는 데 1mg짜리 약을 만드는 것에 비해 돈이 반만 드는 게 아니거든. 생각해봐. 반쪽짜리 용량이라고 해도 약을 만들 때 약의 성분을 얼마나 섞느냐의 문제일 뿐, 제조 공정이 생략되거나 하는 건 아니잖아?

닥터정   맞아. 그런데 용량이 적으면 약값은 싸지니까 제약회사 입장에서는 굳이 적은 용량의 약을 만들 이유가 없겠네.

황약사   음…… 그렇다기 보다는 그 약의 상용량, 그러니까 흔히 쓰는 용량에 맞춰 약을 만드는 거야. 소아나, 노인, 신장질환자 같은 특수한 환경에 처한 환자들에게는 용량을 조절해서 상용량보다 적게 투약해야 해서 문제인 거지. 그런 특수 환자군 수가 적으니까 말이야. 약에 따라서는 그런 용량 조절이 빈번한 경우에 용량을 세세하게 나눠서 나오는 제품들도 있긴 해. 갑상선 저하증 치료제 씬지로이드라든가, 혈전약 와파린 같은 것들!

닥터정   그러고 보니 처방이 많아지면 없던 용량이 새로 생기기도 하고 처방이 적어지면 해당 용량의 약이 생산 중단되기도 하고 그랬던 것 같아.

황약사   제약회사도 영리 기업이니까, 시장 판매량에 따라 만들고 말고를 결정할 수밖에 없겠지.

닥터정   약의 생산도 시장경제의 원칙을 따르는 건가!

반으로 쪼개놓은 알약은 처음부터 절반 용량으로 나오면 안 되나요?

황약사   대체로 그렇지만, 정부에서도 퇴장방지 의약품이라든가, 희귀의약품이라든가 해서 치료에 꼭 필요한데 경제적인 이유로 생산을 중단하거나, 개발하지 못하는 경우를 막는 정책을 쓰고 있기는 하지.

닥터정   복잡하다. 쪼개기 번거롭다고 해서 반 알짜리 만들면 안 되냐고 단순히 생각할 수 있는 문제는 아니구나.

황약사   서방정 때도 이야기했지만, 쪼개 먹을 수 있는 약이 있고, 그러면 안 되는 약이 있으니까, 약의 풀네임 확인하는 거 잊지 않아야 함!

💊 황약사 노트

○ **약의 용량에 따라 가격 차이가 날 수도, 안 날 수도 있습니다!**
- 정부에서 보험공급가격을 정할 때의 원칙은 용량이 2배가 되면, 약품 가격은 1.5배로 책정하는 것입니다. 용량 2배로 하는 데 2배의 비용이 들지는 않기 때문입니다. 약에 따라 용량이 달라도 가격이 같은 특수한 경우도 있습니다.

○ **특수 환자군 용량 조절이 필요해서 반으로 쪼갠 처방을 냅니다.**
- 소아나 노인, 신장질환 환자의 경우 약 용량에 조절이 필요합니다. 상용량을 쓰는 성인에 비해 이들 환자 숫자가 많지 않기 때문에 모든 경우에 대응하는 용량을 만들어놓지는 못합니다.

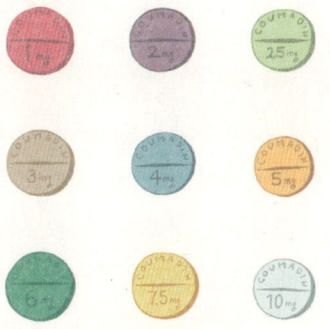

혈전 용해제 쿠마딘
용량에 민감한 약, 한국에서는 2mg, 5mg 판매중

반으로 쪼개놓은 알약은 처음부터 절반 용량으로 나오면 안 되나요?

- 이런 약품들의 설명서에는 "소아나 노인은 적절한 증감이 필요하다"라거나, 소아용 용량, 성인용 용량이 별도로 표시되어 있거나(소아는 보통 체중을 곱한 용량을 mg. kg로 표시합니다), 신장 기능에 따라 임상검사 수치를 보고 용량을 조절하라는 말들이 적혀 있습니다. 즉, 투석 환자가 다니는 신장내과나 소아과 인근 약국에서는 이러한 반 알 쪼개기나 가루를 내는 일이 매우 흔하다는 이야기입니다.
- 혈전용해제 와파린(쿠마딘) 같은 경우는 우리나라에는 주로 2mg, 5mg짜리만 유통하지만, 미국에서는 용량별로 세세하게-1, 2, 3, 4, 5, 6, 7, 10mg 제품이 다 시판되고 있습니다. 쿠마딘은 용량에 민감한 약이라서기도 하지만, 미국 시장이 그만큼 크고 환자가 많아서이기도 합니다.

☑ 약알못 이대리의 이것이 궁금해요!

이대리 선생님, 약사가 알약을 정확히 절반으로 쪼개는 모습이 상상이 안 가요. 그냥 대충 절반으로 쪼개는지 아니면 저울에 재서 정확히 쪼갤지 궁금합니다. 절반으로 나오진 않는다고 하니……

황약사 (깊은 한숨) 원래 대충 가위로 잘라먹게 할선되어 있습니다! 약에 있는 일자선이나 십자선이 무슨 드라이버 모양 그려놓은 게 아니에요! 환자들 본인이 잘라 먹어도 되지만, 불편할까 봐, 약사가 조제포 만들 때 일일이 자르는 거예요. 어느 한가한 양반이 그걸 하나하나 저울로 재고 있어요! 갓난아기들 먹는 가루약이면 모를까.

이대리 선생님, 진정하세요. 무서워요. 그나저나 그 선이 그런 용도였구나……

전문의약품과 일반의약품은
어떻게 구분할까?
의약품의 복잡한 구분법

닥터정 가끔 친구들이 나한테 이런저런 건강상 문제에 대해 물어볼 때가 많거든.

황약사 아무래도 직업이 그렇다 보니 그렇겠지?

닥터정 결국엔 '병원에 가봐'로 끝나는 경우가 많기는 하지만 약국이나 편의점에서 살 수 있는 일반의약품으로 해결될 때도 있긴 해.

황약사 인터넷에서 검색해봐도 결국에는 병원에 가는 것으로 결론이 날 때가 많은데 아무래도 병원에 가는 건 번거로우니 편의점이나 약국 수준에서 해결하기를 원하는 사람들이 많아.

닥터정 한번은 친구한테 항생제 처방이 필요할 수도 있으니까 병원에 가야 한다고 했더니 약국에서는 살 수 없냐고 묻더라고. 마이신 같은 거 사 먹으면 안되냐고.

황약사 마이신이라는 게 항생제를 말하는 건데, 옛날 어르신들이 약국에 가서 마이신 달라고 해서 드신 기억이 있는 거지. 그게 구전으로 전해지면서 아직도 가끔 약국 와서 마이신 찾는 사람이 있긴 해.

닥터정 사실 우리 같은 업자들이야 전문의약품이니 일반의약품이니 하는 단어들을 익숙하게 사용하지만, 업자가 아닌 이상 구별하기 어렵잖아. 쉽게 구별하려면 처방 없이도 살 수 있는 약, 처방 없으면 못사는 약이 되려나?

황약사 업자라고 정확히 아는지는 모르겠지만, 쉽게 구별하면 그렇겠지? 좀더 설명하자면 오남용의 우려가 적고, 전문가의 처방 없이도 약의 유효성이나 안전성을 기대할 수 있고, 부작용이 적은 약들은 일반의약품, 그외 모든 약은 전문의약품으로 보면 돼. 그런데 사람들은 보통 약국에서 사 먹는 약보다 의사가 처방해주는 약이 좋다고 생각하거든? 사실 알고 보면 일반의약품도 처방하는데 말이야!

닥터정 응. 나만 해도 타이레놀이랑 부루펜 같은 일반의약품 처방을 많이 하는 편이야. 일반의약품이라고 처방하지 말라는 법도 없고 효과 좋은 일반의약품도 많거든. 일반의약품이든 전문의약품이든 환자에게 도움이 되는 약을 처방해야지.

🔴 황약사 노트

○ **전문의약품 VS 일반의약품**

- 약사법 제 2조 9항에 보면, 일반의약품에 대한 정의가 나옵니다.

> • "일반의약품"이란 다음 각 목의 어느 하나에 해당하는 것으로서 보건복지부장관과 협의하여 식품의약품안전처장이 정하여 고시하는 기준에 해당하는 의약품을 말한다.
> ∨ 가. 오용·남용될 우려가 적고, 의사나 치과의사의 처방 없이 사용하더라도 안전성 및 유효성을 기대할 수 있는 의약품
> ∨ 나. 질병 치료를 위하여 의사나 치과의사의 전문지식이 없어도 사용할 수 있는 의약품
> ∨ 다. 의약품의 제형(劑型)과 약리작용상 인체에 미치는 부작용이 비교적 적은 의약품

- 모든 의약품은 기본적으로 전문의약품에 해당합니다. 다만 위에서 말한 기준에 따라, 환자 본인의 자가 진단에 따라 사용해도 효과가 있고 비교적 안전할 경우만 예외적으로 일반의약품으로 인정하는 형태입니다.
- 처방의약품은 약사의 복약지도가 반드시 필요하지만, 일반의약품은 '필요시' 해도 된다고 법에서 정하고 있습니다.
- 동일한 성분인데 용량에 따라 전문/일반이 나뉜 것도 있습니다. 동시분류 의약품이라고 요즘 새로 제정된 규정입니다.
  ∨ 잔탁정 75mg과 잔탁정 150mg은 동일한 라니티딘 성분이지만, 75mg은 TV 광고도 하는 일반의약품이고, 150mg은 처방전이 필요한 전문의약품입니다.
  ∨ 그럼 2알 한꺼번에 먹으면 전문의약품일까요? 궁금한 사람들도 있겠지만,

전문의약품과 일반의약품은 어떻게 구분할까?

그럴 경우를 대비해서 아예 색깔, 모양을 다 다르게 해놓았습니다. 환자들이 용량만 다른 같은 약이라고 인식하지 못하도록 규제하고 있는 것입니다.

- 미국이나 유럽등지에서 말하는 Rx-To-OTC switch(Rx는 prescription, 처방약이라는 의미)라는 전략과 유사한데, 오랫동안 사용하여 안전성이 충분히 입증된 경우 처방의약품에서 일반의약품으로 전환하는 것을 말합니다. 동시분류 의약품이라는 이름보다는 좀더 직관적이고 이해하기 쉬운 용어가 아닌가 합니다.

○ **약품 분류법을 분류해보자.**

- 전문의약품은 의사의 처방이 반드시 필요한 의약품이고, 일반의약품은 의사의 처방이 없이도 살 수 있는 의약품입니다. 하지만 닥터정이 말한 것처럼 타이레놀, 부루펜 등을 의사가 처방하기도 합니다. 이 경우 일반의약품이긴 하지만 처방의약품이 됩니다. 즉, 일반의약품이라고 해서 다 비처방약인 것은 아닙니다.

- 성분이나 용량상 일반의약품 분류에 해당하지만, 실제로는 거의 의사 처방에 의해서만 판매하고 약국에서 직접 구매하기는 사실상 어려운 약들이 존재합니다. 법으로 일반의약품은 원래의 포장단위대로만 판매하라고 되어 있지, 각 약품별 포장규격을 정해놓진 않았기 때문에 판매용과 조제용을 나누어서 각각 다른 가격으로 공급하는 경우도 많습니다. 법에 의해 처방전을 조제하는 경우가 아니면 큰 통에서 일부러 덜어 소분하여 판매할 수 없게 되어 있습니다.

- 약품 분류라는 것이 기준에 따라 여러 가지로 나뉘어 글로 쓰니 굉장히

복잡한데, 일단 정리해보겠습니다.

> ∨ 1단계: 처방 유무에 따라
> ★ 의사가 처방하였다 → 처방의약품
> ★ 의사가 처방하지 않았다 → 비처방의약품

> ∨ 2단계: 처방전이 반드시 필요한가 여부에 따라
> ★ 의사의 처방전이 반드시 필요한가? → 처방/전문의약품
> ★ 의사의 처방전이 없어도 되지만 필요에 의해 의사가 처방을 하였다
>   → 처방/일반의약품
> ★ 의사의 처방전이 필요 없어서 의사 진료 없이 약국에서 직접 구매하였다 → 비처방/일반의약품
> ★ 의사의 처방전도 필요 없고 약사의 조언도 필요 없어서 편의점에서 구매하였다 → 비처방/일반의약품/안전상비약

> ∨ 3단계: 보험급여 적용 유무에 따라
> ★ 의사가 처방을 하였고, 보험 적용이 되었다
>   → 처방/전문/급여의약품, 처방/일반/급여의약품
>   예) 가장 일반적으로 약국에서 조제, 투약을 받는 케이스
> ★ 의사가 처방전은 필요하지만, 보험 적용이 되지는 않았다
>   → 처방/전문/비급여의약품
>   예) 비아그라, 프로페시아
> ★ 의사의 처방전이 없어도 되지만 필요에 의해 의사가 처방을 하였는데, 보험 적용이 되지는 않았다 → 처방/일반/비급여의약품
>   예) 처방약을 받으면서 추가로 종합비타민제(삐콤, 아로나민, 센트룸 등)를 처방받은 경우
> ★ 의사가 처방을 하지 않고, 약국이나 편의점에서 구매하였다
>   → 비처방/일반/비급여의약품, 비처방/안전상비약/비급여의약품
>   예) 약국이나, 편의점에서 직접 구매하는 경우

전문의약품과 일반의약품은 어떻게 구분할까?

- 실제 현장에서 업자들은 전문/일반의 2분류법이 아니라 좀더 복잡한 분류법을 사용하고 있는데, 환자분에게 이를 이해시키기가 난감할 때도 많습니다. 뭔가 복잡해 보이지만 업자들의 고충을 이해하는 데 좀더 도움이 되지 않을까 싶어 정리해보았습니다.

약에 대해 약사에게 물어볼까?
의사에게 물을까?
약은 약사에게 진료는 의사에게

황약사   병원에서 처방전을 받아 약국에 와서는 이 약은 뭐냐, 저 약은 뭐냐, 항생제는 빼주면 안되냐 등등 이것저것 물어보는 분들이 많아.

닥터정   처방약에 대해서 진료하는 동안 어느 정도 설명이 이루어져야 하는데 우리나라 진료 현실에서는 그게 참 어렵다. 그치?

황약사   약국 현실도 만만치 않거든. 아니, 현실 논란을 떠나서 의사가 처방한 걸 약사한테 와서 이 약을 왜 처방한 걸까요, 빼주면 안 되나요 이런 질문이나 요구는 곤란해. 이건 약사의 영역 밖의 문제라고.

닥터정   환자 입장에서야 둘 다 전문가잖아. 게다가 의약분업 이전에 약국에서 증상 얘기하고 조제받은 기억이 있는 환자들이라면 약사가 그 정도는 재량껏 해줄 수 있다고 생각하는게 아닐까?

황약사 가끔은 화를 내는 사람들도 있어서 참 난감해.

닥터정 아이고, 그건 약사가 해줄 수 있는 게 아닌데 말이지. 이런 경우도 있어. 언젠가 나도 내 약을 좀 타려고 늦은 저녁 시간에 약국에 갔거든. 순서를 기다리느라 의자에 앉아 있는데 손님 한 분이 들어와서 속이 안 좋으니 약을 달라고 하시더라고. 속이 안 좋은 지 한 달 정도 되신 분인데 병원 갈 시간이 없어서 계속 약국에서 약을 사서 먹는다는 거야. 증상에 대해 약사 선생님한테 이것저것 물어보니까 그분은 계속 병원에 가보라는 말만 반복할 수밖에. 내가 의자에 앉아 있어서 그런지 자꾸 내 눈치도 보시는 것 같고 좀 답답하더라고.

황약사 그런 손님 한둘 아니야. 병원에 가보라고 말씀드려도 이 시간에 연 병원이 없다, 병원 갈 시간이 없다, 병원 가봐야 처방전 주면 어차피 또 약국 올 건데 뭐하러 가냐 등등 다양한 이유를 대셔.

닥터정 흐음. 아무래도 어떤 걸 의사에게 확인하고 어떤 걸 약사에게 확인해야 하는지 좀 정리할 필요가 있겠는걸.

황약사 "진료는 의사에게, 약은 약사에게"라는 옛말도 있잖아. 하하.

닥터정 명확한 말인데 사람들에겐 와닿지 않는 것 같아. 진단과 약물 치료 및 비 약물 치료 계획에 대해서는 의사와 상의, 처방약의 내용과 주의사항 등에 대해서는 약사와 상의한다고 보면 되겠지?

황약사 미국쪽 학회에서 나온 말이긴 한데, 잘 와닿아서 내가 쓰는 말이 있어. "의사가 짠 치료계획은 전략, 약사가 설명하는 복약상담은 전술"이라고…… 군미필인 네가 알아먹을지는 모르겠다만…….

닥터정 그놈의 군대 타령은…… 편지봉투 바뀌어서 엉뚱한 사람한테 편지 보냈다는 거 말고는 에피소드가 없는 네 군대 생활?

황약사 쉿! 아무튼 전략은 큰 그림을 그리는 것, 전술은 구체적인 행동지침을 말하는 거야. 그러니까 단순하게 나누자면 "내가 이 약을 왜 먹어요?" 하는 질문은 의사에게, "나 이 약 어떻게 먹어야 해요?"는 약사에게 물어보면 좋은 대답이 나온다는 거지.

황약사 노트

○ **약의 모든 것을 알고 있는 '만물박사 전문가'는 현대 사회에는 없습니다.**

• 약의 전문가라고 하면 누구를 지칭하느냐를 가지고, 치열한 논쟁이 벌어지는 경우를 심심찮게 봅니다. 그런데 약의 전문가라는 것이 도대체 약의 무엇에 대한 전문가일까요? '전문가'라 함은 어떤 분야를 연구하거나 그 일에 종사하여 그 분야에 상당한 지식과 경험을 가진 사람을 말하는 것인데, '약'이라는 것이 단순한 하나의 분야는 아닙니다. 현대 사회에서 의약품은 제약회사에서 연구, 개발하여 만들어 공급하지 의사나 약사가 직접 개발하여 만들어 쓰지는 않습니다. 그렇다면 제약회사의 연구 개발진들은 전문가가 아닐까요?

• 의약품이라는 것은 잘못 사용하면 독이 되기 때문에, 나라를 막론하고 정부기관에서 강하게 통제합니다. 내가 신약을 개발했으니 지금부터 팔아서 돈을 벌 거야! 하는 사람을 용납해주는 나라는 적어도 선진국 중에는 없습니다. 미국은 FDA, 우리나라는 식약처에서 "자, 지금부터 당신이 만든 약이 진짜 약으로 쓸 만한지, 안전한지, 효과가 있는지 검증을 하겠습니다. 단계별로 이만큼의 서류 뭉치를 제출하세요" 하고 말하면서, 일일이 검토합니다. 이 검토하는 사람들 중에는 기초의학 연구자도 있고, 약학대학 출신 박사도 있고, 화학, 생물 전공자도 있습니다. 이 사람들은 약에 대한 전문가가 아닐까요?

• 의약품 사용과정에서 한정된 '돈' 때문에 건강보험 적용여부를 꼼꼼하게 따집니다. 국민들이 낸 건강보험료를 규정에 맞춰 나눠 써야 하기 때문입니

다. 이런 보험 적용 심사에 필요한 기준을 만들고, 기준을 적용하는 사람들이 건강보험심사평가원 같은 기관에서 근무합니다. 물론 이분들과 임상현장의 업자들 사이에는 견해차로 인한 괴리감도 있습니다. 많은 불평, 불만을 듣는 것은 사실이지만, 어쨌든 이분들도 약과 관련된 일에 종사하는 전문가에 해당합니다. 전문기술의 레벨 차이는 있습니다만······.

• 약의 전문가라는 말은 의사에게 온전히 적용되는 말도 아니고, 약사에게 온전히 적용되는 말도 아닙니다. 서로 다른 분야의 수많은 전문가들이 다양한 현장에서 일하고 있습니다. 약품 유통을 책임지는 도매상도 의약품 물류 분야의 전문가이고, 허가를 내주는 공무원도 전문가입니다. 심지어 "내가 이 약을 먹어봐서 아는데" 하고 말하는 환자들의 모임(환우회)도 전문가라고 부르기는 좀 그렇지만, 의견을 배제할 수 없는 집단입니다.

○ **의사와 약사는 약의 어떤 분야에 대해 전문적인 기술을 가진 전문가 집단일까요?**

• 의사의 직능은 오랜 역사 동안 확립되어온 이미지가 있습니다. 환자를 치료한다! 물론 복잡하게 분업이 진행된 현대 의학에서는 직접 환자를 치료하는 분야가 아닌, 환자를 치료하는 의사를 지원하는 의사도 존재합니다. 예를 들어 진단검사의학과라든가, 방사선영상학과, 임상약리학과 같은 분야입니다. 약물치료는 치료에 있어 중요한 분야 중 하나이고 시장 규모도 크기 때문에, 의사들은 자신이 사용하는 약에 대한 최신 견해 수집에 항상 노력을 기울입니다.

• 그에 비해 약사의 직능은, 확립되어온 것이 없습니다. 약사가 무엇을 하

는 사람인가? 하는 질문에 대해 똑같은 대답을 듣기란 쉽지 않습니다. "약을 만드는 사람" "약을 짓는 사람" "약 파는 사람" "약 주는 사람" "약 포장하는 사람" 등등 약과 관련이 있다는 것은 알겠는데, 그게 정확히 뭔지를 규정하기가 힘듭니다.

- 약사법에 따른 약사의 정의는 다음과 같습니다.
  v 1. "약사藥事"란 의약품·의약외품의 제조·조제·감정鑑定·보관·수입·판매(수여授與를 포함한다. 이하 같다)와 그 밖의 약학 기술에 관련된 사항을 말한다.
    → 여기서 藥事라는 건 약에 관련된 모든 "업무"를 말하는 것이고,
  v 2. "약사藥師"란 한약에 관한 사항 외의 약사藥事에 관한 업무(한약제제에 관한 사항을 포함한다)를 담당하는 자로서, "한약사"란 한약과 한약제제에 관한 약사藥事 업무를 담당하는 자로서 각각 보건복지부장관의 면허를 받은 자를 말한다.

- 이 법령은 약과 관련한 일을 전반적으로 한다는 내용만 포괄적으로 적었을 뿐, 실제 어떤 환자 약물치료에서 약사가 어떤 역할을 한다에 관한 구체적인 내용은 없습니다.

- 세계의사회와 세계약학회의 1999년 텔아비브 공동 선언문에는 "의사와 약사는 최적의 약물치료를 제공한다는 목적을 달성하기 위하여 상호 보완적으로 협력할 책임을 가진다"라고 적혀 있습니다. 물론 이것은 강제 규정이 아닌 상징적인 선언문이지만, 해당 현업자들에게 귀감을 주는 선언문이기도 합니다. 대한 의사협회에서는 세계 의사회의 여러 선언문을 번역하여 웹사이트에 게시한 바가 있습니다.

- 실제로 미국에서 약사들의 복약상담을 의무화한 건 'OBRA 90'이라고 해서 1990년에야 생긴 일이고, 우리나라도 의약분업을 한 2000년을 기점으

로 의사의 역할과 약사의 역할이 갈라진 것이라고 볼 수 있습니다. 그 전에는 법이야 어쨌든 실제 하는 일을 보면 증상 듣고 약 주고 하는 게 다를 바가 없었다고 합니다. 황약사도 의약분업 후에 졸업한 세대라 사실 그 이전 업무현황은 잘 모릅니다. 닥터정도 마찬가지입니다.

○ **의사에게는 이 약을 '왜' 쓰는지에 대해 물어봅시다.**
- 앞서 언급한 1999년 텔아비브 선언문에 적힌 의사의 약물치료에 대한 책임영역은 아래와 같습니다.
    - ∨ 약물치료의 반응, 치료목적에 따른 진행상황, 그리고 필요할 경우 치료계획에 대한 변경(적절한 장소에서 약사 및 기타 치료관리인과 공조)에 대한 감독 및 평가
    - ∨ 환자에게 약물치료의 시행방법, 이익과 위험, 부작용의 가능성에 대한 정보뿐만 아니라 진단, 징후, 그리고 치료의 목적에 대한 정보 제공.
- 쉽게 풀어 쓰자면, 치료의 '효과'에 대해 설명해서 의사가 세운 치료계획에 대해 환자가 따라오도록 해주라는 의미일 듯합니다.
- 환자들 입장에서 생각하자면 "왜 이 약을 쓰셨나요?"에 해당합니다.

○ **약사에게는 이 약은 '무엇'인가요? 이 약을 '어떻게' 써야 하나요? 에 대해 물어봅시다.**
- 1999년 텔아비브 선언문에 적힌 약사의 약물치료에 대한 책임영역은 아래와 같습니다.
    - ∨ 환자에게 약물의 올바른 사용법과 보관법뿐만 아니라 약물의 이름, 사용 목적, 일어날 수 있는 약물간의 상호작용과 부작용까지 포함한 정보 제공, 약

물간의 상호작용, 알레르기 반응, 금기사항, 그리고 치료의 중복 여부에 대한 확인을 위하여 처방사항 검토. 이에 대한 사항은 처방자(의사)와 논의해야 함.

ⅴ 비처방 약물에 대한 선택 및 사용과 가벼운 증상이나 질병에 대한 환자 관리 방법에 대하여 적절한 시기에 환자에게 조언(이와 같은 조언에 대한 책임이 따름). 환자 스스로 약물치료를 할 수 없을 경우, 진단과 치료를 위해 의사와 상담할 것을 환자에게 조언.

- 처방약과 비처방약에 대해 나뉘어 있는데, 처방약의 경우 약품에 대한 정확한 정보와 사용법에 초점을 맞추되, 그동안 환자가 약을 먹어온 기록이라든가 환자가 여러 전문의를 만나는 상황일 경우 각각 받아온 처방약에 대해 기존 복용약과의 상호작용 등을 검토하여 안전성을 보장하라는 의미입니다.

- 비처방약, 약국 판매 일반의약품에 대해서는 환자가 선택할 수 있도록 조언하여 도와주되, 자가치료가 더 소용없을 정도일 때는 의사를 만나러 가라고 이야기해주는 것까지 포함합니다.

- 실제 우리나라 약사법에도 복약지도에 관해 위와 거의 유사한 내용을 법으로 정하고 있습니다.

- 환자들의 입장에서 보자면 "이 약은 무엇인가요?" "이 약을 어떻게 쓰나요?"에 해당합니다.

○ **적절한 질문으로 올바른 대답을.**

- 우리나라에서는 동네에 개원한 의사들도 대부분 전문의이기 때문에, 본

인의 전문영역에 대해 좁지만 깊게 파고드는 수련을 받은 경우가 많습니다. 이런 경우에 다른 의사들이 처방한 약을, 그것도 설명서나 약 이름이 적힌 서류가 아닌 실물을 들고 가서 같이 먹어도 되느냐 라는 질문을 하면 사실 난감할 때가 많을 것입니다. 안과 의사나 피부과 의사가 아닌 경우라면 안약이나 연고 사용법 같은 것을 물어봐도 낯설어 할 경우도 있을 듯합니다. 이런 질문은 약사에게 하는 것이 적합합니다. 내과도 가고 정형외과도 가고 피부과도 가는 환자분이라면 가능하면 한 곳의 약국을 정해서 약품 복용 이력도 관리하고, 중복되는 약은 없는지 점검하는 게 좋겠지만…… (현실은 의원에서 가장 가까운 곳의 약국을 가게 마련입니다.)

- 놀랍게도 의약분업 이전 시기의 약학대학의 교육과정과 약사 면허시험에서는 임상약물치료 관련 과목이 필수도 아니었고, 면허시험에 나오지도 않았습니다. 해부학, 생리학, 병리학 같은 인체와 질환에 대한 이해를 개설하지 않은 약대도 있었습니다. 그 시절 약학대학의 교육목표는 약물치료분야에 종사하는 임상약사 양성이 아니라, 의약품을 연구·개발하고 제조하는, 약 과학자에 가까웠기 때문입니다. 요즘 6년제 교육과정에서도 미국이나 캐나다처럼 임상약물치료에 커리큘럼을 올인하기 보다는, 과거 과학 위주 교육에 절충한 형태로 교육하고 있습니다.
- 종합병원에서 따로 약사 수련을 받거나, 병원약사회에서 각 의과대학 교수님들이 강사로 참여하는 임상약학 교육을 받지 않은 경우, 약의 작동원리는 아는데 인체생리와 질환에 대한 이해가 얕아서 실제로 이 약을 어떤 목적으로 왜 쓰는지에 대한 이해가 조금 부족한 경우가 있습니다. 실전에서 각자 공부를 하여 이해를 가진 경우는 있겠지만, 의과대학이나 간호대학처

럼 임상교육과 실습 및 훈련을 통해 체계적으로 양성한 지식이 아니라서 질환 자체에 대한 이해가 깊다고 보기는 조금 어렵습니다. 지금 현업에서 일하는 많은 약사분들이 이 세대의 교육을 받은 분들입니다.

- 그러므로 약사에게 "지금 내가 무슨무슨 증상이 있는데 이게 무슨 병이냐?" 하고 물어보는 것은 매우 부적절한 질문입니다. 약사 역할에 해당하지도 않고, 관련 지식도 깊지 않은 편입니다.

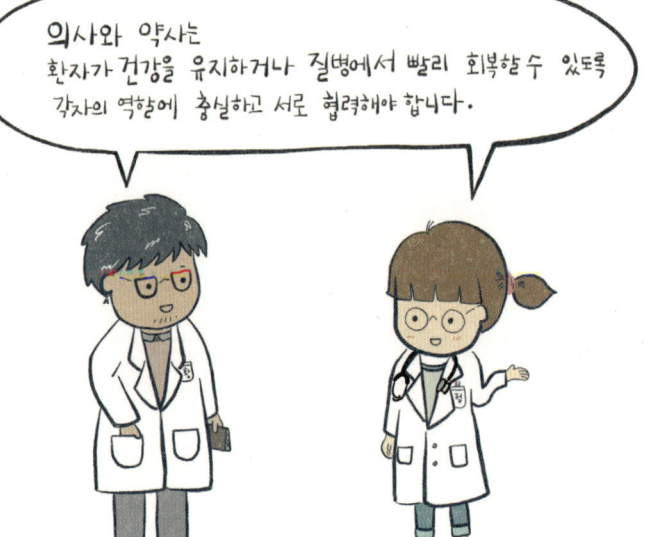

에필로그

'강약중강약'은 국내 최초 의사와 약사의 협업으로 진행하는, 의약품을 전문으로 다루는 팟캐스트 방송으로 시작되었습니다. 의료와 건강에 대한 방송은 공중파와 종편, 라디오는 물론이고 대안매체인 팟캐스트에도 이미 여러 방송이 있었지만, 오롯이 의약품에 초점을 맞춰 의사와 약사가 같이 이야기를 풀어간 방송은 처음이 아닌가 합니다.

지금은 없어진 '팟빵'의 지식라디오에서 시작하여, 정규 송출을 하다가 부정기로 바뀌기도 했습니다. 팟빵에서 나온 후에는 여기저기 독립 녹음 스튜디오를 떠돌다가 결국 녹음 장비를 직접 구매하여 닥터정의 진료실에서 녹음하는 등, 우여곡절을 겪으며 1년 가까이 진행한 방송입니다.

'강약중강약'이라는 이름은 '삼십육쩜육도씨 의료생활협동조합' 이사회에서 수다를 떨던 중에 나온 것이 어감이 좋은 것 같아 "이거다!" 해서 바로 정한 것입니다. 이 의료생협에서 닥터정은 생협고용의로, 황약사는 생협감사로 활동하고 있습니다.

의사와 약사는 대한민국에서 서로 사이가 좋지 않은 대표적인 직종으로 알려져 있습니다. 같이 어울릴 기회도 많지 않은, 명목상 협업해야 한다고만 하고 사실상 서로의 실무가 단절된 두 직군입니다. 다행히 닥터정과 황약사는 면허를 따기 전부터 알고 지내던, 나름 오래된 친구(라고 쓰고 웬수라고 읽는다) 사이라 함께 방송을 하게 되었습니다. 그렇게 시작한 방송이 시즌 2까지 총 37개의 에피소드로 이어져 현재는 시즌 3을 준비하고 있습니다.

시즌 3을 준비하던 중 그동안의 방송 내용을 글로 풀 수 있지 않을까 하는 생각에 카카오 브런치에 연재를 시작했습니다. 두 사람의 대화에 닥터정의 그림을 더해 구독자들이 보다 쉽고 편하게 약과 건강에 관심을 갖게 하는 것이 목적이었습니다. 이 '강약중강약' 연재가 제3회 브런치북 대상을 수상하면서 '책'의 형태로 선보이게 되었고, 연재된 글을 바탕으로 부족했던 설명을 보충했습니다. 그러면서 자연스럽게 블로그와 팟캐스트의 중간 형태를 갖춘 책이 되었습니다.

이 책은 '강약중강약' 팟캐스트 방송과 브런치에 기고한 글을 기초로 하여 작성하였습니다.

닥터정의 한마디

동네 병원에서 환자들과 15분, 30분씩 앉아서 이런저런 이야기를 나누다 보면 의학적인 사실이나 약 자체에 대한 정보는 물론이고 진료비, 약값의 구성, 처방과 조제의 과정, 일반의약품과 전문의약품 등의 개념에 대해 잘 이해하고 있는 분들이 많지 않습니다. 의학 지식이나 약에 대한 전문 정보를 매우 쉽게 접할 수 있는 세상에 살고 있지만 오히려 아주 기본적이고 일상적으로 도움이 되는 정보들은 의외로 찾기가 어렵습니다. 의사나 약사 입장에서는 매우 기초적이고 당연한 이야기여서, 혹은 이야기하려고 들면 대체 어디서부터 어떻게 얘기해야 할지 정리가 안되는 내용들이라서, 그동안 말하지 않던 약에 대한 이야기들을 몇 가지 뽑아서 정리해보았습니다.

팟캐스트를 진행하는 동안 약에 대해 모르는 게 없는 '황파고' 황약사 덕분에 몰랐던 것들을 많이 배울 수 있었고 의사와 약사의 협업의 중요성에 대해서 새삼 확인하였습니다. 책을 마감하면서는 계속해서 더 추가했으면 싶은 주제들이 떠올라 아쉽기도 했고, 아이패드 붙들고 쩔쩔매면서 부족한 그림 실력으로 그린 그림들을 다시 돌아보면서 부끄럽기도 했습니다. 책을 쓴다는 것 자체에 대해서도, 소재와 형식에 대해서도 용기를 내어서 한 도전이니만큼 약에 대해 읽기 쉽고 실용적인 정보를 전달할 수 있는 책이 되기를 기대해봅니다.

황약사의 푸념

너무나 당연한 이야기를 방송에서 이야기하고, 책으로도 쓰게 되니 사실 부끄럽습니다. 진료 중에, 복약 상담 시간에 당연히 했어야 할 이야기들이기 때문입니다. 현실에서는 닥터정처럼 15분씩 30분씩 이야기를 다 들어줄 만큼 시간적 여유를 가진 의사도 드물고, 객관적이고 중립적인 입장에서 약품 정보 설명이나 상담에 시간을 들여 해주는 약사도 찾기 어렵습니다. 의료 분야뿐만 아니라 우리나라 현실에서는 실제 현물이 오가지 않는 정신적인 상담에 대해 돈을 지불하려는 분들을 찾기 쉽지 않습니다. 의사가 환자에게 "약물치료는 필요 없겠습니다" 말하면 "이래도 진료비를 내야 하나?" 투덜대실 분이 많을 것이고, 약국에서 "지금 일반 약을 사면 안 되고 병원부터 가셔야 합니다" 하면, "나한테 뭘 해준 거야?"라고 투덜대실 분 역시 많을 겁니다. 하루이틀 사이에 이런 인식과 문화가 바뀌지는 않겠지만, 작은 목소리라도 내서 올바른 방향으로 바꿔야 하지 않겠나 생각하며 글을 썼습니다. 제가 은퇴하기 전까지 뭔가 달라질 게 있을까 싶어 서글픈 마음입니다.

Special Thanks to 송PD(a.k.a 송백수)

지식라디오 시절 담당 PD로 배정된 엔지니어. 외모는 정형외과 스탭처럼 생겼지만 본업은 수학 선생님으로, '강약중강약'보다 인기가 많았던 수학 팟캐스트 '석분이 콩나물 사는 데 무슨 도움이 돼?'를 기획·진행하기도 했습니다. '강약중강약' 방송 당시 콘텐츠 기획과 대본 등은 황약사 주도로 이뤄졌지만, 녹음 엔지니어링와 녹음 후 편집 등은 고스란히 송PD의 몫이었습니다. 방송 중에 쏟아지던 각종 애드립 때문에 편집에 애를 먹곤 했지만 나중에는 거기에 맛을 들여 본인이 개그에 더 열심이기도 했습니다. 지식라디오가 사라진 후에는 '송백수'가 되어 시즌2부터는 일반인 패널로도 참여했습니다.

그리고 그외에도 약사랑 '목수' 순구 님, 파스사랑 '물리치료사' 혜윤 님, '핵'선생 레지엔, '목수' 선생 오리픽스, 김제 '켈' 약사, 울산 '덕후' 약사, 부천 '평범' 약사, 강약중강약 작명가 '배민' 장 이사님, 팟캐스트 초반 '활력소' 문아나 등 도와주신 모든 분들께 감사의 말씀을 전합니다.

팟캐스트 강약중강약

시즌1 2015. 12. 4.~2016. 4. 19.
http://www.podbbang.com/ch/10660

- ep1 감기약은 없다
- ep2 펜잘과 게보린이 같은 약이라고?
- ep3 약은 꼭 식후 30분에 먹어야 하나요?
- ep4 약을 쪼개서 반만 먹어도 될까?
- ep5 바르는 약의 모든 것
- ep6 파스, 제대로 알고 붙이십니까?
- ep7 안약, 안연고, 인공눈물 등 눈에 관한 모든 약
- ep8 편의점 상비약 길라잡이
- ep9 약국사용설명서, 카페인 overdose
- ep10 설 지난 특집, 무엇이든 물어보세요~
- ep11 소화에서 배설까지(위장약, 설사약, 변비약)
- ep12 핵의학과 의사가 말하는 온라인 의료상담
- ep13 알약을 못 삼키면?/ 아토피와 스테로이드 연고
- ep14 고혈압 기준이 낮아지는 건 제약회사의 음모다?
- ep15 다음 세대 약이 더 좋은가?/감기에 기침약을 먹으면?(항히스타민제, 진해거담제)
- ep16 알레르기 비염 이제 그만!
- ep17 헌혈에 관한 오해와 진실
- ep18 영국 감기엔 영국 약을 먹어야 한다?/ 유산균은 만병통치약?
- ep19 고혈압 치료의 새로운 기준, JNC8
- ep20 쓴 약을 꿀에 찍어 먹으면?/ 자궁경부암 주사
- ep21 항생제 알러지/ 탐폰의 올바른 사용법
- ep22 진통제 내성, 편두통은 한쪽 머리가 아픈 것이 아니다?
- ep23 경구피임약을 먹으면 면역력이 떨어진다?

시즌2 2016.4.29.~2016.10.19.
http://www.podbbang.com/ch/11676

ep1	감기약은 없다
ep2	약은 왜 식후 30분에 먹어야 하나요?
ep3-1	빈혈, 어지러울 땐 철분영양제?
ep3-2	철결핍성 빈혈
ep4-1	피임
ep4-2	피임약
ep5-1	질염 및 성병(남성편)
ep5-2	질염 및 성병(여성편)
ep6-1	의약품 개발 및 허가
ep6-2	의약품 임상시험
ep7-1	여드름, 대체 왜 생기는 거죠?
ep7-2	여드름 약, 안심하고 써도 되나요?
ep8-1	도핑
ep8-2	다양한 도핑 기법
ep8-3	아두치 금지 약물 복용(번외편)
ep9-1	같은 약 다른 용도
ep9-2	오프라벨 처방
ep10-1	탈모
ep10-2	탈모 치료
ep11-1	정신과 질환 및 치료의 개요
ep11-2	불면증
ep11-3	불면증 약물치료
ep12-1	불안장애
ep12-2	불안장애 치료
ep13-1	마약?!
ep13-2	천연 마약 이야기(양귀비, 아편, 코카인, 대마)
ep13-3	향정신성 의약품
ep14-1	중독 및 물질장애
ep14-2	금주 및 알콜중독
ep14-3	금연 및 의약품 오남용

강약중강약

1판 1쇄 펴냄 2017년 4월 23일
1판 5쇄 펴냄 2023년 11월 27일

지은이 황세진 정혜진
펴낸이 안지미
그린이 정혜진

펴낸곳 (주)알마
출판등록 2006년 6월 22일 제2013-000266호
주소 04056 서울시 마포구 신촌로4길 5-13, 3층
전화 02.324.3800 판매 02.324.7863 편집
전송 02.324.1144

전자우편 alma@almabook.by-works.com
페이스북 /almabooks
트위터 @alma_books
인스타그램 @alma_books

ISBN 979-11-5992-107-0 13510

이 책의 내용을 이용하려면 반드시 저작권자와 알마출판사의 동의를 받아야 합니다.

알마출판사는 다양한 장르간 협업을 통해 실험적이고 아름다운 책을 펴냅니다.
삶과 세계의 통로, 책book으로 구석구석nook을 잇겠습니다.

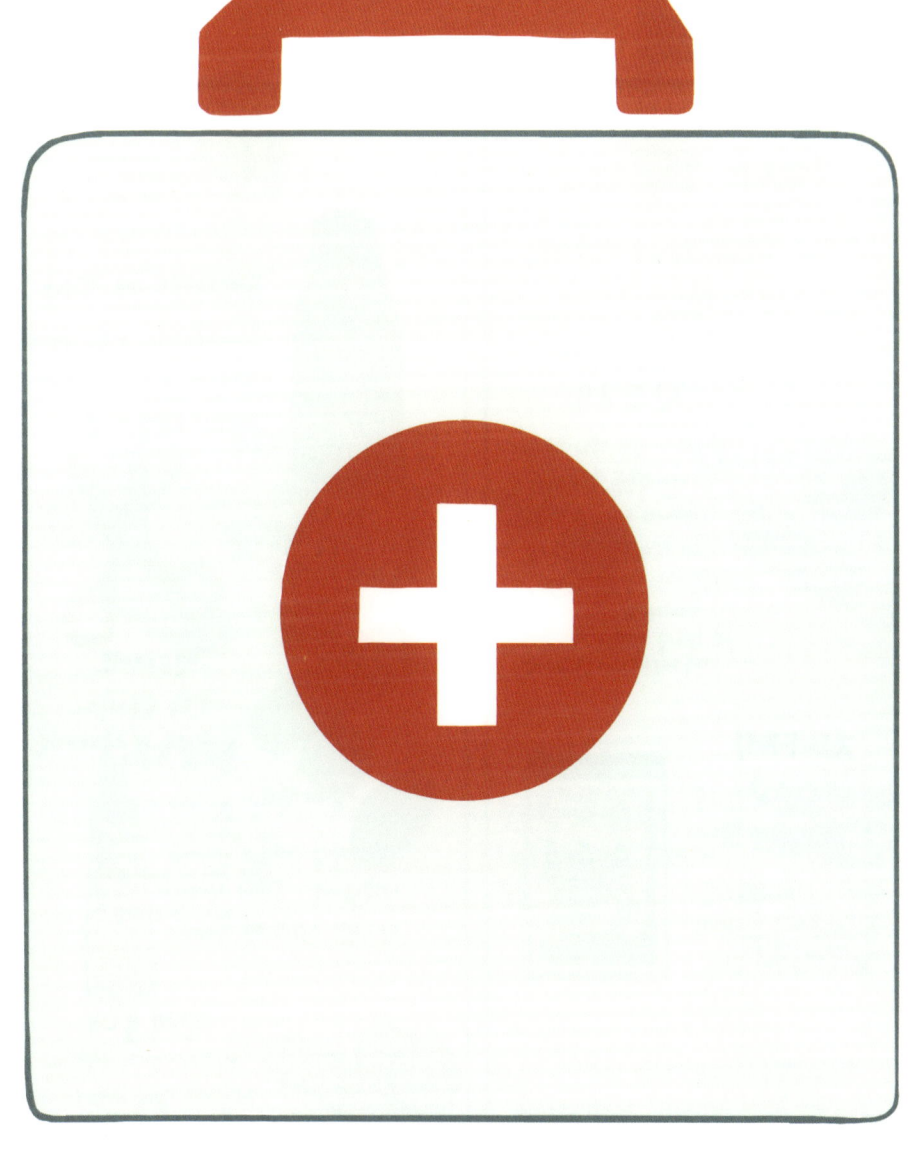

해외여행을 준비 중이신가요?

1. 「해외여행 질병정보센터」 홈페이지를 방문해서 여행국가에서 유행중인 전염성 질환이나 입국시 요구하는 필수 예방접종, 건강상 주의사항 등을 숙지해야 합니다. 최소 한달 전에는 준비하셔야 해요.
갑작스럽게 계획된 여행이라면 최대한 빨리 확인하세요.

2. '황열'처럼 증명서가 필요한 예방접종이나 흔히 경험하기 어려운 질환들에 대한 예방접종, 예방약 처방은 위의 홈페이지에 안내되어 있는 기관에서 해결 가능해요.

3. 말라리아 예방약 (여행지에 따라 다름)이나 고산병 예방약 등에 대한 처방전은 보건소나 일부 의원에서 발행해줘요. 미리 전화로 발행가능 여부를 확인하고 방문하세요.

4. 여행자 보험에 가입하세요. 예상치 못한 사고나 질병으로 병원에 가게되면 진단서와 진료비 영수증을 제출해서 비용을 보상받을 수 있어요.

5. 말라리아, 뎅기열처럼 모기에 물려서 감염되는 질병들은 무엇보다도 모기에 물리지 않도록 하는 것이 가장 중요해요. 모기가 많은 지역을 여행할 때엔 벌레 기피제와 손목, 발목이 조여지는 긴팔옷이 좋습니다. 벌레 기피제는 사용법을 꼼꼼히 읽고 사용하세요. 연령대에 따라, 농도에 따라 사용 간격이 다를 수 있어요.

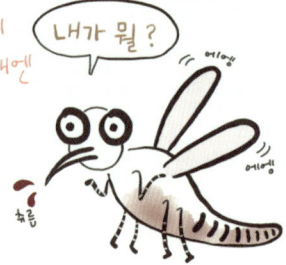